Das menschliche Maß

T0141018

Erkenntnis und Glaube
Schriften der Evangelischen Forschungsakademie NF

Band 49

Das menschliche Maß

Orientierungsversuche im biotechnologischen Zeitalter

Herausgegeben von Bernd Weidmann
und Thomas von Woedtke

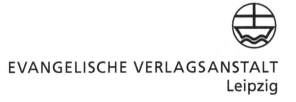

EVANGELISCHE VERLAGSANSTALT
Leipzig

Bibliographische Information der Deutschen Nationalbibliothek
Die Deutsche Nationalbibliothek verzeichnet diese Publikation in der
Deutschen Nationalbibliographie; detaillierte bibliographische Daten
sind im Internet über http://dnb.dnb.de abrufbar.

Cover: Kai-Michael Gustmann, Leipzig
Satz: Prof. Dr. Thomas von Woedtke, Greifswald; Dr. Bernd Weidmann, Heidelberg
Druck und Binden: Hubert & Co., Göttingen

ISBN 978-3-374-05685-9
www.eva-leipzig.de

Inhalt

Andreas Lindemann

Geleitwort

Die Frage nach dem möglicherweise spannungsreichen Verhältnis zwischen dem, was technisch oder wissenschaftlich möglich ist, und dem, was ethisch erlaubt oder eben nicht mehr erlaubt sein kann, hat die Menschheit seit langer Zeit begleitet. Bei den Tagungen der Evangelischen Forschungsakademie wurden sehr oft aktuelle wissenschaftlich-technische Entwicklungen unter ethischen Fragestellungen betrachtet und diskutiert.[1] Schon 1963 ging es um das Thema »Kybernetik und christliches Menschen- und Weltverständnis«, und dabei wurde über die Verantwortung des Menschen bei der Nutzung von Regelungsmechanismen in der Technik sowie bei Eingriffen in die Natur und bei der Übertragung solcher Mechanismen auf gesellschaftliche Vorgänge diskutiert. 1970 hielt Carl Friedrich von Weizsäcker den Vortrag »Das ethische Problem der Wissenschaft heute«, und es gab ein Podiumsgespräch über »Ethik in der Wissenschaft«. Das Thema der Januartagung 1976 lautete »Verantwortung der Wissenschaft heute«, unter anderem mit einem Beitrag des im Frühjahr 2018 verstorbenen Physikers und Naturphilosophen Klaus Michael Meyer-Abich, der unter der Überschrift stand: »Das physikalisch-technische Weltverhältnis des Menschen als Problem der Kirche«. Bei der Januartagung 2012 »Hirnforschung und Menschenbild« gab es eine intensive, oft kontroverse Diskussion über mögliche Beeinflussungen mentaler Prozesse auf herkömmlich als »frei« geltende Entscheidungen des Menschen. Diese Tagung verstand sich als ein Beitrag zu dem Dia-

---

[1] Zum Folgenden vgl. Erich Hoffmann, Hannfried Opitz, Karl-Wolfgang Tröger: Glaubend erkennen – erkennend glauben – verantwortlich handeln. Geschichte der Evangelischen Forschungsakademie 1948–1998, Berlin 1998 (als Manuskript gedruckt).

log zwischen Geisteswissenschaften und Neurowissenschaften, den elf führende deutsche Neurowissenschaftler in ihrem 2004 veröffentlichten »Manifest über Gegenwart und Zukunft der Hirnforschung« gefordert hatten – ausdrücklich mit dem Ziel, »gemeinsam ein neues Menschenbild zu entwerfen«.[2] Die damals gewonnenen unterschiedlichen Perspektiven dokumentiert der Tagungsband in der Reihe »Erkenntnis und Glaube«.[3]

Erstmals bei der Januartagung 1988 wurde die Bioethik ein eigenes Thema: »Genetik und Gentechnologie – ethische und praktische Aspekte«. Erörtert wurden Fragen der Gendiagnostik und Gentherapie, und es wurde festgestellt, die ethische Fragestellung der Genforschung müsse vom Einzelfall ausgehen und im Konsens mit der Gesellschaft stehen. Die Januartagung 2007 stand dann explizit unter der Überschrift »Bioethik – Menschliche Identität in Grenzbereichen«.[4] An die damalige Diskussion knüpfte die Januartagung 2018 an, wobei nun insbesondere das Nachdenken über das Bemühen des Menschen um »Selbstoptimierung« einen breiten Raum einnahm. Die Beiträge dieser Tagung sind in dem hier vorliegenden Band in der von der Autorin und von den Autoren bearbeiteten Form dokumentiert.

In Anspielung auf einen Satz des vorsokratischen Philosophen Protagoras stand die Tagung unter dem Titel »Das menschliche Maß«, mit dem Untertitel »Gesellschaftlicher Wandel zwischen Selbstoptimierung und Selbstbescheidung«.

Protagoras lebte im 5. Jahrhundert v. Chr., vor allem in Athen und in einer der griechischen Kolonien in Süditalien. Er war, so wird überliefert, der Erste, der sich seinen Unterricht mit der nicht geringen Summe von 100 Minen bezahlen ließ.

---

[2] Text u. a. bei www.hoye.de/hirn/lieferung4.pdf.

[3] Christian Ammer / Andreas Lindemann (Hrsg.): Hirnforschung und Menschenbild (Erkenntnis und Glaube. Schriften der Evangelischen Forschungsakademie NF 44), Leipzig 2012.

[4] Hartmut Böhm / Konrad Ott (Hrsg.): Bioethik – Menschliche Identität in Grenzbereichen (Erkenntnis und Glaube. Schriften der Evangelischen Forschungsakademie NF 40), Leipzig 2008.

Zwei der philosophischen Sätze des Protagoras sind berühmt geworden:[5] »Über die Götter allerdings habe ich keine Möglichkeit zu wissen (festzustellen?), weder daß sie sind noch daß sie nicht sind, noch wie sie etwa in Gestalt sind; denn vieles gibt es, was das Wissen (Feststellen?) hindert: die Nichtwahrnehmbarkeit und daß das Leben des Menschen kurz ist.« Diese Aussage galt als atheistisch und führte zur Verbannung des Protagoras aus Athen und zur Verbrennung seiner Schriften; es würde sich aber durchaus lohnen, über diesen Satz religiöser Skepsis nachzudenken. Der andere, schon in der Antike berühmt gewordene, in mehreren Schriften als Zitat überlieferte Satz lautet: »Aller Dinge Maß ist der Mensch, der seienden, daß sie sind, der nicht seienden, daß sie nicht sind.« Dieser Satz klingt nach menschlicher Selbstüberschätzung – »ich« entscheide, ob etwas ist oder ob es nicht ist. Allerdings kann der griechische Text auch anders übersetzt werden: »Der Mensch ist das Maß aller Dinge, der seienden, *wie* sie sind, der nicht seienden, *wie* sie nicht sind.« Dann wäre nicht gemeint, dass der Mensch selber über die Realität dessen bestimmt, was er wahrnimmt, sondern es würde um das »Wie« gehen, also um die Eigenschaften des Wahrgenommenen. Doch auch dann sagt Protagoras, dass sich der Mensch als Maßstab (*metron,* lat. *mensura*) sieht: Wir entscheiden darüber, wie etwas ist; wir entscheiden darüber, was richtig ist und was falsch. Das klingt immer noch recht hochmütig; aber es ist zu fragen, ob wir überhaupt eine andere Möglichkeit bei unserem Handeln haben.

Angesichts des Begriffs »Selbstoptimierung« könnte man meinen, es gehe darum, die Verhältnisse und darin auch das Selbst des Menschen einer ständigen Verbesserung zuzuführen. Sportler wollen schneller laufen oder weiter springen, Menschen wollen in kürzerer Zeit mehr bewirken. Aber solches Bemühen kann »Nebenwirkungen« haben und zu womöglich nicht korrigierbaren Schäden

---

[5] Die folgenden Zitate in der Übersetzung bei: Walther Kranz (Hrsg.): Die Fragmente der Vorsokratiker. Griechisch und deutsch von Hermann Diels, Bd. 2, Berlin-Grunewald ⁶1952, 265 u. 263.

führen; die Folgen des Dopings im Sport zeigen, dass »Verbesserungen« in Wahrheit gefährliche Resultate haben können.

Nun wissen wir im Allgemeinen oder wir können jedenfalls wissen, welches Handeln oder auch Nicht-Handeln ethisch erlaubt ist und welches nicht, was wir vor anderen oder vor uns selbst oder vor Gott glauben verantworten zu können und welches Handeln nicht. Ob wir dann immer dieser Erkenntnis folgen, ist eine andere Frage. Es gibt aber auch viele Situationen, in denen eine einfache, klare Antwort nicht möglich ist. Nicht selten sind zwei oder sogar mehr grundsätzlich mögliche Handlungen ethisch zulässig und womöglich sogar »richtig«; dann lässt sich eine Entscheidung nur sehr schwer treffen.

Die in dem vorliegenden Band enthaltenen Beiträge gehen auf unterschiedliche Felder ein und berücksichtigen unterschiedliche Handlungsperspektiven. Sie machen deutlich, dass es »das« Menschenbild, dessen Perspektive als Maßstab für das Handeln verbindlich ist, offenbar nicht gibt. Selbst die Annahme, dass das Handeln dem Menschen und seiner Welt dienlich sein muss, führt zu keinem eindeutigen Ergebnis – oft gibt es stattdessen nur eine Hierarchie unterschiedlicher Maßstäbe, die miteinander konkurrieren, und nicht selten sind unterschiedliche Antworten auf ethische Probleme möglich. Die Frage, wo die Grenzen des ethisch Erlaubten liegen, lässt sich oft nicht eindeutig beantworten.

Der Apostel Paulus schreibt in seinem Ersten Korintherbrief dreimal »Alles ist erlaubt«. Jedesmal folgt ein Kommentar, den man als eine Einschränkung verstehen kann, aber auch als eine zum guten Handeln einladende positive Auslegung. Zu Beginn der Diskussion über religiöse Speisegebote und über Aspekte der Sexualethik (1 Kor 6,12–20) schreibt Paulus (6,12): »Alles ist mir erlaubt«, doch dann fährt er fort (Lutherbibel 2017): »Aber nicht alles dient zum Guten«, wobei man hier auch übersetzen könnte: »Aber nicht alles nützt (*sympherei*)«; auffallend ist das Fehlen des subjektiven Bezuges (»mir«). Es folgt noch einmal derselbe Satz: »Alles ist mir erlaubt«, und jetzt lautet die Fortsetzung: »Aber nichts soll

Macht haben über mich« – oder wörtlicher übersetzt:»Ich will mich von nichts beherrschen lassen«; die ethische Freiheit kann verbunden sein mit einer Gefährdung und geradezu einer Überwältigung meines Selbst. Das wird nochmals deutlich in 1 Kor 10,23–33. Dort geht es abermals um religiös begründete Speisevorschriften, die Paulus eigentlich ablehnt:»Alles ist erlaubt, aber nicht alles dient zum Guten [nicht alles nützt]«, schreibt er ebenso wie in 6,12. Dann wiederholt er:»Alles ist erlaubt«, doch jetzt schreibt er der Gemeinde:»Aber nicht alles baut auf (*oikodomei*)«. Es gibt grundsätzlich»erlaubtes« Handeln, aber dessen Ergebnis kann zerstörerisch sein, oder es hat jedenfalls keine»aufbauende« Wirkung. *Quidquid agis prudenter agas et respice finem*, sagt ein lateinisches Sprichwort:»Was auch immer du tust, tu es klug und bedenke das Ende/das Ergebnis«. Dabei wird sogar das mögliche »Ende« oder das»Ergebnis« meines Handelns oft durchaus unterschiedlich bewertet werden können, und es kann auch geschehen, dass am Ende die bittere Einsicht steht:»Das habe ich/haben wir nicht gewollt.«

Es ist hier nicht der Ort, auf die im vorliegenden Band abgedruckten Beiträge im Einzelnen einzugehen – die Aufsätze selber laden zur Lektüre ein. Zu danken ist allen, die an der Tagung 2018 teilgenommen und ihre Beiträge für die vorliegende Veröffentlichung zur Verfügung gestellt haben. Ein besonderer Dank gilt den beiden Herausgebern, die die Mühe der Edition des Bandes auf sich genommen haben. Frau Dr. Annette Weidhas von der Evangelischen Verlagsanstalt sei herzlich gedankt für die gute verlegerische Betreuung.

Bernd Weidmann | Thomas von Woedtke

Einleitung

Jüngste Entwicklungen vor allem auf dem Gebiet der Gentechnik machen es notwendig, das Spannungsfeld von technischen Möglichkeiten auf der einen und potenziellen Risiken auf der anderen Seite neu zu thematisieren. Mehr denn je spielen dabei Fragen der Abwägung eine entscheidende Rolle. Denn mit dem sogenannten CRISPR/Cas-Verfahren scheint ein Werkzeug zur Verfügung zu stehen, das Eingriffe in das menschliche (und natürlich auch tierische und pflanzliche) Erbgut in einer bisher nicht denkbaren Zielsicherheit erlaubt. Das Besondere daran ist nicht die Eingriffsmöglichkeit als solche, sondern die Präzision der Technik bei gleichzeitiger relativer Einfachheit, wodurch eine breite Anwendung ermöglicht wird. Man hat dieses Verfahren deshalb schon als »Revolution in der Gentechnik«[1] oder als »the biggest biotech discovery of the century«[2] bezeichnet. Potenziale werden nicht nur in der effektiven Behandlung genetisch bedingter Krankheiten, sondern u.a. auch in der Bekämpfung von Epidemien sowie in der Landwirtschaft und Nahrungsmittelproduktion gesehen. Wie weit die Möglichkeiten gehen könnten, wird an einer Bemerkung deutlich, mit der Margret Engelhard vom Bundesamt für Naturschutz (BfN) in einem Feature des Deutschlandfunks mit dem bezeichnenden Untertitel »Schöpfung mit der Genschere« Anfang Dezember 2017 zitiert wird: Wir werden »eine Situation haben, wo wir Organismen zunehmend selber gestalten können.«[3] Das habe durchaus Konsequenzen und werde einen gesellschaftlichen Wandel im Umgang

[1] Knox 2015, 24.
[2] MIT Technology Review 2014, zitiert in: Dingermann/Zündorf 2015, 46.
[3] Zitiert in: Kreysler 2017, 2.

sowohl mit uns selbst als auch mit unserer natürlichen Umwelt nach sich ziehen.

Die Kernfragen dieser Diskussion sind gar nicht so neu, sondern kennzeichnen den vorläufigen Höhepunkt einer Auseinandersetzung mit den Möglichkeiten und Grenzen gentechnischer Verfahren, die bereits in der zweiten Hälfte des vergangenen Jahrhunderts begonnen wurde. Neu ist vor allem, dass der erwähnte Fortschritt bezüglich Präzision, Einfachheit und Verfügbarkeit der neuen Technologien auf ein gesellschaftliches Umfeld trifft, in dem durch Digitalisierung die Grenzen traditioneller Selbstgestaltung aufgehoben werden und »Machbarkeit« eine ganz neue Bedeutung erhält.

Eine in der Sache etwas andere, jedoch im Grundsatz gleichartige Diskussion wird seit einigen Jahren über das sogenannte Neuroenhancement geführt. Unter diesem unscharfen Begriff werden Möglichkeiten vor allem pharmakologischer, aber auch technischer Einflussnahme auf mentale Prozesse des Menschen zusammengefasst.[4]

Grundsätzlich geht es bei diesen Debatten nicht nur um die Abgrenzung gesundheitsbezogener von nicht gesundheitsbezogenen Einwirkungen auf hochkomplexe physiologische und biochemische Prozesse im menschlichen Organismus, sondern vor allem um moralische, ethische und soziale Konsequenzen der Verfügbarkeit und Anwendung solcher Möglichkeiten. Dabei ist es zunächst unerheblich, wie realistisch oder wie wirksam die diskutierten neuen Substanzen und Technologien im Einzelnen tatsächlich sind. Im Wechselspiel von wissenschaftlich-technischem Fortschritt und gesellschaftlicher Pluralisierung ist eine Situation entstanden, die es dem Einzelnen nahezu unmöglich macht, ein begründetes Urteil über den Sinn und die Folgen einer neuen Entwicklung zu fällen.

---

[4] Siehe dazu beispielsweise Galert u.a. 2009; Kipke u.a. 2010; Ammer/Lindemann 2012; Leefmann/Pohl/Hildt 2015; Schütz/Hildt/Hampel 2016.

Auf wissenschaftlich-technischer Seite bewirkt eine zunehmende Komplexität der Forschung und ihrer Ergebnisse, dass neue Methoden und Verfahren nur noch von mehr oder weniger begrenzten Gruppen von Spezialisten und Experten verstanden werden. Gleichzeitig finden solche Forschungsergebnisse inklusive der damit avisierten Möglichkeiten aufgrund der Einfachheit und Verfügbarkeit dieser Technologien schnelle und nahezu flächendeckende Verbreitung in wachsenden Anwenderkreisen. Das führt dazu, dass bei umfänglich vorhandener, jedoch häufig überfordernder Information Konsequenzen ebendieses technologischen Fortschritts in der Breite der Bevölkerung – politische Entscheidungsträger eingeschlossen – kaum noch wirklich eingeschätzt werden können. Ob dies Experten immer in vollem Umfang möglich ist, bedarf zumindest intensiver Nachfragen.

Auf gesellschaftlicher Seite führen eine zunehmende Diversifizierung und Individualisierung von Lebensentwürfen sowie – historisch betrachtet – berechtigte Forderungen nach immer mehr Freiheit dazu, dass allgemein verbindliche, aber eben auch einschränkende religiöse, weltanschauliche oder soziale Maßstäbe immer weniger bestehen bzw. akzeptiert werden. Vermeintlich eindeutige Standpunkte geraten zunehmend ins Wanken, ein versuchter Rückzug auf solche Standpunkte und die daraus resultierende Markierung von Grenzen wird vor dem Hintergrund des *anything goes* insbesondere in der westlichen Welt grundsätzlich als verdächtig und fragwürdig angesehen.

Zur Illustration der Problematik, vor der wir dabei stehen, soll hier zunächst an die Diagnose unserer wissenschaftlich-technischen Welt erinnert werden, die bereits in der zweiten Hälfte des vergangenen Jahrhunderts formuliert worden ist.

Günther Anders hat 1959 diese Situation als »das ›prometheische *Gefälle*‹ [...] zwischen unserer Herstellungs- und unserer Vorstellungsleistung« bezeichnet:

»*Wir sind invertierte Utopisten.* Dies also das Grund-Dilemma unseres Zeitalters: *Wir sind kleiner als wir selbst*, nämlich unfähig, uns von dem von uns selbst Gemachten ein Bild zu machen. Insofern sind wir *invertierte Utopisten:* während Utopisten dasjenige, was sie sich vorstellen, nicht herstellen können, können wir uns dasjenige, was wir herstellen, nicht vorstellen.«[5]

Diesen Gedanken führte Hans Jonas in seiner Schrift *Das Prinzip Verantwortung* aus dem Jahr 1979 fort:

»Im Zeichen der Technologie aber hat es die Ethik mit Handlungen zu tun (wiewohl nicht mehr des Einzelsubjekts), die eine beispiellose kausale Reichweite in die Zukunft haben, begleitet von einem Vorwissen, das ebenfalls, wie immer unvollständig, über alles ehemalige weit hinausgeht.«[6]

Grundgedanke der Analysen sowohl von Jonas wie auch von Anders, dessen zitierte Ausführungen bezeichnenderweise seinen »Thesen zum Atomzeitalter« entnommen sind, ist die Feststellung eines schwer oder gar nicht kalkulierbaren Bedrohungspotenzials, das den avisierten Nutzen einer neuen Technologie bei weitem überschreiten und im schlimmsten Fall zur (Selbst-)Auslöschung der Menschheit führen kann, also das Dasein des Menschen an sich betrifft. Jonas schlussfolgert daher bei allen kritisch ins Feld zu führenden Unwägbarkeiten einer solchen Argumentation, »daß in Dingen einer gewissen Größenordnung – solchen mit apokalyptischem Potential – der Unheilsprognose größeres Gewicht als der Heilsprognose zu geben ist.«[7] Möglicherweise ist diese in ihrer Wirkung sicher nicht zu unterschätzende Analyse ein Grund für die – fast kann man schon sagen »traditionell« – verbreitete Wissenschafts- und Fortschrittsskepsis insbesondere in intellektuellen Kreisen.

Zunächst ist festzustellen, dass den erwähnten biotechnologischen Entwicklungen oder auch den prognostizierten Möglichkei-

---

[5] Anders 1972, 96.
[6] Jonas 1993, 8f.
[7] Ebd., 76.

ten der Beeinflussung mentaler Prozesse primär kein apokalypti-
sches, sondern eher ein melioristisches Potenzial zuzuschreiben
ist, also ein Potenzial zur»Verbesserung« der durch Krankheit und
Tod charakterisierten Grundsituation des Menschen. Dass dieses
Potenzial im Hinblick auf die Therapie bisher nicht heilbarer bzw.
nur unzureichend behandelbarer Krankheiten genutzt werden sollte, steht sicher außer Zweifel. Wenn aber solche Korrekturen und
Modifikationen zukünftig einfach, schnell und kostengünstig möglich sein sollten, ist die Versuchung groß, den therapeutischen Bereich zu verlassen und die Grenze zum Design zu überschreiten.
Dann ergeben sich grundsätzliche Fragen:

- Wie weit können und dürfen wir bei der»Ausbesserung« von
»Gendefekten« oder der Optimierung mentaler Vorgänge gehen?

- Darf man zukünftig Krankheiten und Behinderungen überhaupt noch akzeptieren?

- Wer definiert, ab wann eine Abweichung therapiebedürftigen
Krankheitswert hat?

- Sollte man nicht auch überhaupt»Optimierungen« des
menschlichen Erscheinungsbildes und seiner kognitiven und
physischen Leistungsfähigkeit anstreben oder sogar fordern,
wenn das denn möglich ist?

- Wo endet also die Therapie und wo beginnt das Enhancement, die Verbesserung des Menschen?

Diese Fragen werden durchaus gesehen und in Diskussionspapie-
ren und Stellungnahmen mehr oder weniger kritisch adressiert. Exemplarisch seien hier die Analyse»Genomchirurgie beim Menschen – zur verantwortlichen Bewertung einer neuen Technologie«
der Berlin-Brandenburgischen Akademie der Wissenschaften[8], die
von mehreren namhaften Wissenschaftsorganisationen verfasste

---

8 Berlin-Brandenburgische Akademie der Wissenschaften 2015.

Stellungnahme »Chancen und Grenzen des *genome editing*«[9], die Jahrestagung des Deutschen Ethikrates 2016 »Zugriff auf das menschliche Erbgut. Neue Möglichkeiten und ihre ethische Beurteilung«[10] sowie das Diskussionspapier »Ethische und rechtliche Beurteilung des *genome editing* in der Forschung an humanen Zellen«[11] der Nationalen Akademie der Wissenschaften Leopoldina genannt. Sie alle setzen sich sehr fundiert mit den wissenschaftlichen Möglichkeiten und Grenzen des *genome editing*, insbesondere mit den gegenwärtigen rechtlichen Rahmenbedingungen für Forschung und Anwendung auseinander, fordern aber einhellig neben dem innerwissenschaftlichen Dialog auch eine breite öffentliche Diskussion über die therapeutische Anwendung hinaus. Entsprechende Äußerungen gibt es auch zum Thema der vor allem pharmakologischen Beeinflussung mentaler Prozesse.[12]

Neben der moralischen und ethischen Beurteilung der Anwendung wissenschaftlicher Erkenntnisse tritt jedoch ein weiterer Aspekt immer mehr in den Vordergrund: die Tatsache nämlich, dass Technologie, wissenschaftlicher und technischer Fortschritt, heute nicht mehr nur als Mittel zur Daseinsbewältigung, sondern als Zweck menschlichen Daseins angesehen werden. Dazu notierte schon Hans Jonas:

> »Heute, in der Form der modernen Technik, hat sich *techne* in einen unendlichen Vorwärtsdrang der Gattung verwandelt, in ihr bedeutsamstes Unternehmen, in dessen fortwährend sich selbst überbietendem Fortschreiten zu immer größeren Dingen man den Beruf des Menschen zu sehen versucht ist, und dessen Erfolg maximaler Herrschaft über die Dinge und über den Menschen selbst als die Erfüllung seiner Bestimmung erscheint.«

---

[9] Nationale Akademie der Wissenschaften Leopoldina / Deutsche Forschungsgemeinschaft / acatech – Deutsche Akademie der Technikwissenschaften / Union der deutschen Akademien der Wissenschaften 2015.

[10] Vgl. den Kurzbericht von Hille-Rehfeld 2016.

[11] Nationale Akademie der Wissenschaften Leopoldina 2017.

[12] Galert u.a. 2009.

Damit nehme »die Technologie ethische Bedeutung an durch den zentralen Platz, den sie jetzt im subjektiven menschlichen Zweckleben einnimmt.«[13] Wird Technologie zum Maß aller Dinge, hat das Konsequenzen für das menschliche Selbstverständnis. Im Sog dieser Entwicklung kommt der Mensch nur noch »als schlecht funktionierende Bio-Maschine, als verbesserungsnötige Biomasse« in den Blick, und so wundert es nicht, dass er »angesichts leistungsgesellschaftlich induzierter Unzulänglichkeitserfahrungen« das Bedürfnis nach individueller »Nachbesserung« mit pharmakologischen, technischen oder gentechnologischen Mitteln verspürt.[14] Die Folgen einer solchen Entwicklung sind gravierend. Indem das klassische, bereits in der antiken Philosophie ausgebildete Ideal der Selbstvervollkommnung auf ein rein technologisches Problem reduziert wird, geht zunächst einmal das Bewusstsein für alternative Formen der Selbstdeutung und Selbstgestaltung verloren. Auf lange Sicht bleibt das aber nicht der einzige Verlust. Verloren geht damit auch das Bewusstsein des menschlichen Maßes, jenes Gespür dafür, dass das Ziel menschlicher Selbstvervollkommnung stets die Einsicht in die eigenen Grenzen gewesen ist. Wo dieses Bewusstsein fehlt und »Imperfektion«[15] zum bestimmenden Wesenszug des Menschen wird, »wird das Selbst im Horizont des optimalen technischen Funktionierens interpretiert.«[16] In der Selbstoptimierung wird Selbstvervollkommnung maßlos.

Welche Auswüchse diese Maßlosigkeit im digitalen Zeitalter annehmen kann, zeigen die neoreaktionären Visionen der sogenannten Transhumanisten. Diese besonders im angloamerikanischen Raum verbreitete Bewegung geht davon aus, dass nicht die Kultur, sondern die Biologie das Wesen des Menschen bestimmt. Da den Veränderungen des digitalen Zeitalters, vor allem der Beschleuni-

---

[13] Jonas 1993, 31.
[14] Müller 2011, 55.
[15] Ebd., 56.
[16] Ebd., 55.

gung und Spezialisierung aller gesellschaftlichen Prozesse, nur die intelligentesten und durchsetzungsfähigsten Individuen gewachsen seien, reiche es nicht mehr aus, das eigene Leistungsvermögen mit pharmakologischen Mitteln zu erhöhen. Die Zukunft gehöre dem gentechnisch optimierten, an die digitalen Veränderungen angepassten Menschen. Alle anderen, die aus biologischen Gründen nicht mithalten können oder aus humanistischer Bedenkenträgerei nicht mithalten wollen, werden, so die transhumanistische Prognose, der Selektion zum Opfer fallen und abgehängt werden: Sie bleiben auf der von Kriegen und Umweltkatastrophen verwüsteten Erde zurück, während die gentechnisch optimierte technologische Elite ins Weltall aufbricht.[17]

Dass derartige Gedankenspiele im deutschsprachigen Diskurs bisher eher eine untergeordnete Rolle spielen, ändert nichts an deren Brisanz, zumal auch hier allmählich Bewegung in die Debatte kommt. Zu Beginn des neuen Jahrtausends hatte Jürgen Habermas die Transhumanisten noch auf »eine Hand voll ausgeflippter Intellektueller« reduzieren können, denen die »breitenwirksame Ansteckungskraft« fehlt.[18] Nur wenige Jahre später musste Konrad Ott diese Einschätzung relativieren: »Immer häufiger trifft man auf Kongressen Personen, die mit den Gedanken der Transhumanisten sympathisieren oder zumindest fragen, auf welchen Gründen die intuitiven Vorbehalte gegen derartige Visionen beruhen mögen.«[19] Inzwischen hat der Transhumanismus sein Image als Tummelplatz esoterischer Science-Fiction-Freaks weitgehend abgelegt und ist zu einer etablierten geistigen Strömung der Gegenwart geworden, einer Strömung, der sich auch ein seriöser konservativer Verlag wie Herder nicht verschließt.[20]

Wenn es zutrifft, dass die klassische Selbstvervollkommnung in der modernen Selbstoptimierung maßlos wird und den Menschen

---

[17] Vgl. Balzer 2017.
[18] Habermas 2001, 43.
[19] Ott/Böhm 2008, 12.
[20] Vgl. die affirmative Einführung von Sorgner 2016.

durch Ausschaltung alternativer Formen der Selbstdeutung und Selbstgestaltung in die Unfreiheit führt, bleibt nach wie vor gültig, was Hermann Barth einmal so formuliert hat:

»Es gibt keine Freiheit, auch keine Forschungsfreiheit, ohne dass wir uns selbst Grenzen setzen und uns Grenzen setzen lassen.«[21] Doch wo liegen die Grenzen unseres Menschseins und was wären die Kriterien einer solchen Grenzziehung? Woher nehmen wir die Maßstäbe dafür? Hat der Mensch, der nicht länger Ebenbild Gottes, sondern ein Zufall der Natur ist, sein Maß verloren und muss es von Neuem finden? Die Theologie kann zur Beantwortung dieser Fragen einen Beitrag leisten, verfügt aber nicht mehr über ein Deutungsmonopol. Was können andere Disziplinen wie etwa die Philosophie zur Frage nach dem menschlichen Maß beitragen? Ist es möglich, auf antike Konzepte zurückzugreifen, in denen der Mensch sein Maß in der Natur findet, Natur verstanden als Kosmos im Sinne einer guten Gesamtordnung und als Physis im Sinne einer artgemäßen Entwicklung? Oder sollte die Frage nach dem menschlichen Maß eher pragmatisch von Fall zu Fall beantwortet werden, aus einer reflektierten Praxis heraus, die offenbleibt für die jeweilige Situation? Doch auch dann scheint eine Verständigung darüber, wo die Grenze zwischen natürlicher Selbstentfaltung und forcierter Selbstoptimierung verläuft, unverzichtbar – insbesondere in einem gesellschaftlichen Klima, das stetiges Wachstum in allen Lebensbereichen als selbstverständlich und »alternativlos« kanonisiert.

In der bisher geführten Debatte ist festzustellen, dass einerseits alle tatsächlichen, prognostizierten oder nur hypothetisch in den Raum gestellten Möglichkeiten biotechnologischer Eingriffe in das menschliche Sein als gegeben angenommen werden, andererseits bei den aufgezeigten Gefahren und Risiken immer ein »noch« mitschwingt: Noch wissen wir möglicherweise nicht genug, um diese oder jene Entwicklung zu beherrschen, noch sollte daher beispielsweise von Eingriffen in die Keimbahn abgesehen werden, noch

---

[21] Barth 2008, 140.

müssen wir weiter forschen, um offene Fragen zu klären. Es wird jedoch kaum gefragt, ob dieser Weg der immer stärkeren Eingriffsmöglichkeiten in menschliche Lebensprozesse grundsätzlich zu gehen ist. Es scheint, als ob alle Untersuchungen zu den Möglichkeiten und Grenzen pharmakologisch-biotechnologischer Eingriffe in das menschliche Sein sowie die in den genannten Stellungnahmen der wissenschaftlichen Organisationen und Akademien immer wieder geforderte öffentliche Diskussion tatsächlich nur ein Ziel haben: die Ermächtigung zur Weiterverfolgung dieses technologischen Weges. Vielleicht muss man nicht so weit gehen wie die Darmstädter Philosophin Petra Gehring, die Bioethik als »Beipackzettel neuer Technologien« bezeichnet:

> »Indem sie die moralische Vertrautheit fremder Möglichkeiten durchprobt, nimmt sie sie vorweg. Am Ende scheint Ethikexpertise mindestens zu garantieren, dass es stets möglich sein wird, über das Unbekannte moralisch-ethisch souverän zu disponieren.«[22]

Vielleicht wäre es aber doch angemessen, in die Diskussion auch die Möglichkeit einzubeziehen, einen Weg nicht zu gehen, eine Möglichkeit nicht zu nutzen, etwas nicht zu tun, auch wenn man es kann, eigene Freiheiten eben gerade und bewusst nicht in Anspruch zu nehmen. Zu diesem Aspekt der Selbstbescheidung soll noch einmal Hans Jonas zu Wort kommen, der zum verantwortlichen Handeln in der Welt von morgen schreibt:

> »Zu den Verzichten, die sie uns auferlegen wird, gehören unvermeidlich auch Verzichte auf Freiheit, die nötig werden in Proportion zum Anwachsen unserer Macht und ihrer Risiken der Selbstzerstörung. Die Kontrollen, die solche Macht in so wenig verläßlichen Händen wie den unsern erfordert, können nicht umhin, der Willkür auch im Individuellen strengere Grenzen zu setzen; und zusammen mit den nicht mehr statthaften Libertinagen eines ungehemmten Kapitalismus und seiner Konsumexzesse können auch manche uns teure Freiheiten,

---

[22] Gehring 2017, 198.

persönliche und kommunale, der sich verschärfenden condition humaine zum Opfer fallen.«[23]

Auf der Januartagung der Evangelischen Forschungsakademie 2018 über »Das menschliche Maß« spiegelte sich dieser Punkt ursprünglich im Untertitel wider: »Gesellschaftlicher Wandel zwischen Selbstoptimierung und Selbstbescheidung«. Im Rückblick auf die Vorträge und Diskussionen der Tagung war jedoch festzustellen, dass der Aspekt der Selbstbescheidung eine untergeordnete Rolle spielte. Es wäre indes voreilig, in dieser Zurückhaltung ein unausgesprochenes Votum für die konsequente Weiterverfolgung des technologischen Wegs zu sehen. Wer die in diesem Band versammelten Beiträge liest, wird feststellen, dass diese Zurückhaltung Ausdruck jener Selbstbescheidung ist, die in den Texten selbst kaum thematisch wird. Es gibt keinen Königsweg zur Lösung des Problems. Bloße Appelle sind dagegen wohlfeil und verpuffen wirkungslos, solange sie nicht existenziell zu motivieren vermögen. Das hatte schon Hans Jonas erkannt. Sein flammendes Plädoyer für eine »Ethik der Bescheidenheit« versah er mit der Einschränkung:

»Freilich, das Wort ›Bescheidenheit‹ inspiriert nicht. ›Der vollkommene Mensch‹ oder ›der neue Mensch‹ – das inspiriert und hat ja Menschen auch zu ganz außerordentlicher Hingabe und den größten Selbstaufopferungen gebracht, während es sehr schwer ist, Begeisterung zu wecken für ein Ziel der Bescheidung, wo die Fallibilität und die Grenzen des Menschen schon mit eingerechnet sind.«[24]

Der Verzicht auf Appelle zur Selbstbescheidung verlässt den Raum bloßer Moral und lenkt den Blick auf die konkrete ethische Praxis. Er schärft das Bewusstsein dafür, dass Selbstbescheidung wie jedes andere menschliche Tun eingeübt werden muss und auf diese Weise zu dem Streben nach »Selbstverbesserung« in ein schwieriges dialektisches Verhältnis tritt. Um dem Rechnung zu tragen, haben

---

[23] Jonas 1987a, 74f.
[24] Jonas 1987b, 299.

wir den ursprünglichen Untertitel der Tagung im Titel des vorliegenden Bandes geändert.

Literatur

Ammer, Christian / Lindemann, Andreas (Hrsg.) (2012): Hirnforschung und Menschenbild (Erkenntnis und Glaube. Schriften der Evangelischen Forschungsakademie NF 44), Leipzig.

Anders, Günther (1972): Thesen zum Atomzeitalter, in: ders.: Endzeit und Zeitenende. Gedanken über die atomare Situation, München, 93–105.

Balzer, Jens (2017): Unterwegs zum »neuen Menschen«. Es stimmt nicht, dass rechte Denker nur von der heilen Vergangenheit träumen: Eine reaktionäre Bewegung kämpft für Menschenzucht und eine Elitenherrschaft, Die Zeit, Nr. 25, 14. Juni, 47.

Barth, Hermann (2008): Grenzen überschreiten und sich Grenzen setzen. Ein theologischer Beitrag zum Umgang des Menschen mit den biomedizinischen Möglichkeiten und mit sich selbst, in: Böhm/Ott 2008, 125–148.

Berlin-Brandenburgische Akademie der Wissenschaften (Hrsg.) (2015): Genomchirurgie beim Menschen – zur verantwortlichen Bewertung einer neuen Technologie. Eine Analyse der Interdisziplinären Arbeitsgruppe *Gentechnologiebericht*, Berlin.

Böhm, Hartmut / Ott, Konrad (Hrsg.) (2008): Bioethik – Menschliche Identität in Grenzbereichen (Erkenntnis und Glaube. Schriften der Evangelischen Forschungsakademie NF 40), Leipzig.

Dingermann, Theo / Zündorf, Ilse (2015): CRISPR/Cas9. Kaum auszusprechen, aber eine Methode mit gewaltigem Potenzial!, Deutsche Apotheker-Zeitung 155, Nr. 19, 7. Mai, 46–51.

Galert, Thorsten, u.a. (2009): Das optimierte Gehirn. Ein Memorandum sieben führender Experten, Gehirn & Geist 8, Heft 11, 40–48.

Gehring, Petra (2017): Fragliche Expertise: Zur Etablierung von Bioethik in Deutschland, in: Regina Oehler / Petra Gehring / Volker Mosbrugger (Hrsg.): Biologie und Ethik: Leben als Projekt. Ein

Funkkolleg-Lesebuch mit Provokationen und Denkanstößen, Frankfurt a.M., 178–200.

Habermas, Jürgen (2001): Die Zukunft der menschlichen Natur. Auf dem Weg zu einer liberalen Eugenik?, Frankfurt a.M.

Hille-Rehfeld, Annette (2016): Therapeutische Keimbahnintervention – technischer Fortschritt aus ethischer Sicht, Naturwissenschaftliche Rundschau 69, Heft 7, 372–374.

Jonas, Hans (1987): Technik, Medizin und Ethik. Zur Praxis des Prinzips Verantwortung, Frankfurt a.M.

Jonas, Hans (1987a): Auf der Schwelle der Zukunft: Werte von gestern und Werte für morgen, in: Jonas 1987, 53–75.

Jonas, Hans (1987b): Aus öffentlichen Gesprächen über das Prinzip Verantwortung, in: Jonas 1987, 269–321.

Jonas, Hans (³1993): Das Prinzip Verantwortung. Versuch einer Ethik für die technologische Zivilisation, Frankfurt a.M.

Kipke, Roland, u.a. (2010): Neuroenhancement. Falsche Voraussetzungen in der aktuellen Debatte, Deutsches Ärzteblatt 107, Heft 48, 3. Dezember, A 2384–2387.

Knox, Margaret (2015): Gezielter Eingriff ins Erbgut. Eine neue Methode, um DNA-Moleküle zu verändern, könnte die Medizin revolutionieren. Doch manche Wissenschaftler befürchten unkontrollierbare Entwicklungen, Spektrum der Wissenschaft 23, Heft 9, 22–27.

Kreysler, Peter (2017): Die DNA-Revolution. Schöpfung mit der Genschere, WDR/Dlf, Erstsendung 5. Dezember 2017, 19.15 Uhr, https://www.deutschlandfunk.de/die-dna-revolution-schopfung-mit-der-genschere-pdf.media.6d32ea0e8b7857c5a74ba3759b99cc93.pdf (abgerufen am 03.08.2018).

Leefmann, Jon / Pohl, Sabine / Hildt, Elisabeth (2015): Ethische Fragen des pharmakologischen kognitiven Enhancements, Pharmakon 3, Heft 3, 201–207.

Müller, Oliver (2011): Gibt es unantastbare Grenzen auf dem Weg zur Selbstverbesserung? Ethische Überlegungen zum »Enhancement«, in: Monika C. M. Müller / Gerald Hartung / Stephan Schaede (Hrsg.): Sind Sie gut genug? Zur (Selbst)-Optimierung und Vervollkommnung des Menschen (Loccumer Protokolle 60/10), Rehburg-Loccum, 49–61.

Nationale Akademie der Wissenschaften Leopoldina (2017): Ethische und rechtliche Beurteilung des *genome editing* in der Forschung an humanen Zellen / Ethical and legal assessment of genome editing in research on human cells (Diskussion Nr. 10), Halle (Saale).

Nationale Akademie der Wissenschaften Leopoldina / Deutsche Forschungsgemeinschaft / acatech – Deutsche Akademie der Technikwissenschaften / Union der deutschen Akademien der Wissenschaften (2015): Chancen und Grenzen des *genome editing* / The opportunities and limits of genome editing, Halle (Saale).

Ott, Konrad / Böhm, Hartmut (2008): Einleitung, in: Böhm/Ott 2008, 9–21.

Schütz, Ronja / Hildt, Elisabeth / Hampel, Jürgen (Hrsg.) (2016): Neuroenhancement. Interdisziplinäre Perspektiven auf eine Kontroverse, Bielefeld.

Sorgner, Stefan Lorenz (2016): Transhumanismus. »Die gefährlichste Idee der Welt«!?, Freiburg u.a.

Jörg Hacker

Eingriffsmöglichkeiten in das menschliche Genom – Chancen und Risiken

1. Meilensteine in der Genomchirurgie

Seit jeher sind Menschen der Frage »Was ist Leben?« nachgegangen. Dabei spielte die Analyse der Erbsubstanz eine entscheidende Rolle. Es war der Augustinermönch Johann Gregor Mendel, der, ausgehend von Kreuzungsexperimenten mit Erbsen, 1868 erste Beobachtungen zur Vererbung distinktiver Eigenschaften mitteilte. Diese Analysen sind später als die Mendel'schen Regeln bekannt geworden. Die Mendel'schen Regeln besagen, dass bestimmte Eigenschaften von einer Generation auf die nächste weitervererbt werden und dass dabei spezifische Gesetzmäßigkeiten zum Tragen kommen. Mendel war seiner Zeit weit voraus und hat dennoch die Entwicklung der Vererbungslehre als Wissenschaft sehr befördert.

Der Frage »Was ist Leben?« sind im beginnenden 20. Jahrhundert vor allem Physiker und Chemiker nachgegangen. Der Physiker Erwin Schrödinger hat im Jahre 1944 ein viel beachtetes Buch zu dieser Frage vorgelegt. Dabei stellte er fest, dass möglicherweise die Phänomene des Lebens durch die bisherigen wissenschaftlichen Gesetze der Chemie und der Physik nur ungenügend abgebildet werden könnten. Er schrieb: »Wir müssen bereit sein, hier physikalische Gesetze einer ganz neuen Art am Werk zu finden. Oder sollten wir lieber von einem nicht physikalischen, um nicht zu sagen überphysikalischen Gesetz sprechen?«

Schrödinger hat zwar die Entwicklung der Genetik entscheidend beeinflusst, sich jedoch bei der Vorhersage zur Natur der Erbsubstanz geirrt. Im Jahr 1953 haben James Watson und Francis Crick die Struktur der Erbsubstanz als Desoxyribonukleinsäure oder DNS (englisch Deoxyribonucleic acid oder DNA) beschrieben und für diese bahnbrechende Erkenntnis später den Nobelpreis erhalten. Watson und Crick konnten zeigen, dass in der DNS spezifische Informationen enthalten sind, die zunächst auf Moleküle der Ribonukleinsäure oder RNS umgeschrieben werden. Die Übersetzung der Information in distinkte Eiweiße folgt dann dem spezifischen genetischen Code. Letztlich wird die aus der Erbsubstanz hervorgehende Information in Proteine übersetzt, die die Grundlage des Lebens darstellen.

Auf die Entschlüsselung des genetischen Codes im Jahr 1966 folgte in den 70er Jahren des 20. Jahrhunderts die Entdeckung bestimmter Eiweiße, sogenannter Restriktionsenzyme, mit deren Hilfe die DNS in unterschiedlich große Stücke geschnitten werden kann. Mithilfe weiterer Eiweiße ist es dann möglich, fremde DNS in die Erbsubstanz eines Organismus einzubringen. Mit diesen Experimenten begann das Zeitalter der Gentechnik, das es erlaubt, über Artgrenzen hinweg DNS-Moleküle zu verändern und zu übertragen. Ein Beispiel sind Hefezellen, mit deren Hilfe humanes Insulin gentechnisch hergestellt werden kann. Die sogenannte »rote Gentechnik« hat sich nach anfänglicher Skepsis als eine Erfolgsgeschichte entwickelt. Heute sind alleine in Deutschland 244 gentechnisch hergestellte Medikamente zugelassen, bei denen 192 unterschiedliche Wirkstoffe zum Tragen kommen.

Neben der Veränderung der DNS war auch die Entschlüsselung der Gesamtheit der Gene eines Organismus – des sogenannten Genoms – von großer Bedeutung. Im Jahre 2003 wurde erstmals ein komplettes Humangenom bestehend aus ca. 3 Milliarden Basenpaaren analysiert. Diese Entwicklung hat etwa 3 Milliarden US-Dollar an Kosten verursacht. Heute kann das Genom eines Menschen für ca. 800–1.000 Euro entschlüsselt werden. Die Gentechnik hat sich gerade in den letzten Jahren entscheidend weiterentwickelt.

2. Die Genschere CRISPR-Cas

In den letzten Jahren hat, zunächst weitgehend unbemerkt von der Öffentlichkeit, eine neue Forschungsmethodik in die Lebenswissenschaften Einzug gehalten. Es handelt sich dabei um Prozesse auf der Grundlage der »Genschere« CRISPR-Cas. Dieses neue Instrument, das seit dem Jahre 2012 zur Verfügung steht, kann sehr spezifisch Gene und Genbereiche aus ihrem Kontext herausschneiden und neu synthetisierte Gene in ein Genom einbringen.

CRISPR-Cas steht dabei für »Clustered Regularly Interspaced Short Palindromic Repeats«, Cas für »CRISPR-associated protein nuclease«. Zwei Wissenschaftlerinnen, Jennifer Doudna aus Berkeley und Emmanuelle Charpentier, jetzt in Berlin am Max-Planck-Institut für Infektionsbiologie tätig, haben CRISPR-Cas zielstrebig zu einem molekulargenetischen Werkzeug entwickelt. Dieses neue Werkzeug ist universell anwendbar und arbeitet sehr viel kostengünstiger, spezifischer und effizienter als alle bisherigen Methoden. Sehr schnell können nunmehr Veränderungen des Erbmaterials, sogenannte Mutationen, in Genome eingeführt werden, sodass beispielsweise neue Krankheitsmodelle entwickelt werden können.

Diese Genschere wurde zunächst bei Bakterien entdeckt und hat sich in der Evolution wahrscheinlich als »bakterielles Immunsystem« entwickelt, um neu eindringende Erbsubstanzen, beispielsweise von Viren, abbauen zu können. Interessant ist die Tatsache, dass sehr viele unterschiedliche Bakterienspezies ähnliche »Immunsysteme« evolviert haben. Die Entdeckung und Entwicklung von CRISPR-Cas ist ein sehr gutes Beispiel für das hohe

Potenzial der Grundlagenforschung, die sich dann weiter in angewandte Gebiete entwickeln kann.

3. Anwendungen in der Biotechnologie

Die neue Genschere CRISPR-Cas, die die Genomchirurgie bzw. das sogenannte »Genome Editing« möglich macht, wird schon jetzt in der Biotechnologie vielfältig eingesetzt. Beispielsweise gelingt es so, Hefestämme dazu zu bringen, Krebsmedikamente zu synthetisieren oder Antimalariamittel zu produzieren. Darüber hinaus spielt die neue Methode in der Landwirtschaft eine große Rolle. So sind in den USA bakterienresistente Reissorten sowie mehltauresistente Weizensorten zugelassen, die mithilfe von CRISPR-Cas entwickelt worden sind. Interessant ist die Tatsache, dass die Produkte dieser, durch molekulare Züchtungstechniken hergestellten, neuen Arten teilweise nicht mehr unterscheidbar sind von konventionell gezüchteten Sorten. Dies gilt auch für die Nutztierzucht, wo die neuen Methoden ebenfalls eine Rolle spielen. So ist es beispielsweise möglich, pestvirenresistente Hausschweine oder allergiefreie Hühnereier zu züchten.

Insgesamt stellt sich die Frage, ob die Gentechnikdefinition neu formuliert werden muss. Momentan liegt am Europäischen Gerichtshof ein entsprechender Fall vor, sodass in der Zukunft möglicherweise der Einsatz von CRISPR-Cas-Genscheren nicht mehr durch das Gentechnikgesetz reguliert würde. Wichtig ist dabei, die Forschungs- und Berufsfreiheit im Blick zu halten und in Deutschland weiterhin Feldversuche zuzulassen, bei denen neue pflanzliche Sorten getestet werden.

Ein Sonderfall zur Anwendung der neuen Genomeditionstechniken liegt in dem sogenannten »Gene Drive« oder auch »Genantrieb«. Hier werden die Gene der Genschere beispielsweise in das Genom von Insekten eingeführt. Durch einen sehr effizienten Vererbungsvorgang ist es möglich, dass sich die Genschere sehr schnell in einer Insektenpopulation ausbreitet. Dabei kann das Genom der entsprechenden Insekten so verändert werden, dass sie beispielsweise Infektionserreger wie Malaria oder Zikaviren nicht mehr transportieren können.

Wenn nun durch gentechnische Eingriffe veränderte Insekten in die Umwelt ausgesetzt werden, kann es möglicherweise zu einer erfolgreichen Bekämpfung von vektorassoziierten Infektionserregern kommen. Noch nicht geklärt sind hierbei die ökologischen Konsequenzen, sodass weiterhin Grundlagenforschung notwendig ist, um das Gene Drive zu einem breiten Einsatz kommen zu lassen.

4. Anwendungen in der Biomedizin

Die neuen Methoden des Genome Editing oder der Genomchirurgie lassen sich auch in der Biomedizin anwenden. Eine mögliche Anwendung stellt die Züchtung von Schweinen dar, die verwendet werden könnten, um Organe für die Transplantationsmedizin zu gewinnen. Um ein Krebsrisiko auszuschalten, ist es nunmehr möglich, eine sogenannte »Xenotransplantation« von porcinen Organen auf den Menschen bzgl. der Sicherheitsstandards weiterzuentwickeln.

Dies gilt insbesondere für das Vorkommen von Retroviren, die onkologisches Potenzial haben könnten. Sogenannte »porcine Retroviren«, die nach einer Transplantation aktiviert werden könnten, lassen sich mithilfe der neuen Methoden der Genomchirurgie aus dem Genom der für die Xenotransplantation vorgesehenen Schweine entfernen. Auch wenn noch manche technischen Details aufgearbeitet werden müssen, handelt es sich doch um eine sehr wichtige und vom Anwendungspotenzial her interessante neue Technik, die auch von der ethischen Seite her unbedenklich erscheint.

Darüber hinaus kann die neue Genschere CRISPR-Cas eingesetzt werden, um Infektionserreger, die resistent gegenüber einem bestimmten Antibiotikum geworden sind, wieder sensitiv zu machen. Dies kann im menschlichen Körper passieren, indem Genbereiche der Infektionserreger verändert und damit die Resistenzgene ausgeschaltet werden. Interessant ist hierbei die Tatsache, dass spezifisch pathogene Krankheitserreger verändert werden können und es so zu einer Schonung von nichtpathogenen Keimen kommt.

Weiterhin lassen sich die neuen Methoden der Gentechnik auch bei der Behandlung von sogenannten »monogenen« erblichen Erkrankungen einsetzen. Dabei handelt es sich um Krankheiten, die durch einen Defekt in einem einzelnen Gen hervorgerufen werden. Mehr als 10.000 solcher humanen Erkrankungen sind momentan bekannt; sie können ca. 1 % aller Neugeborenen betreffen. Beispiele für solche bisher kaum behandelbaren monogenen Erkrankungen sind schwere Fälle von cystischer Fibrose, Krankheiten des Blutsystems wie die Sichelzellanämie, die Muskelerkrankung Duchenne oder bestimmte Varianten der Hämophilie.

Interessant und wichtig ist hierbei, dass bei der Anwendung der Genomchirurgie beim Menschen eine Unterscheidung von sogenannter »somatischer« Gentherapie auf der einen Seite und Keimbahneingriffen auf der anderen Seite vorgenommen wird. Bei der somatischen Gentherapie werden Körperzellen gentechnisch verändert, deren erbliche Veränderungen nicht in die nächste Generation weitergegeben werden.

Was die Anwendung selbst angeht, so gibt es hoffnungsvolle Ansätze im Maussystem, beispielsweise bei der Therapie der Muskeldystrophie Duchenne. Darüber hinaus ist es einer chinesischen Arbeitsgruppe gelungen, in Patienten Körperzellen so zu verändern, dass das AIDS-Virus HIV sich nicht weiter vermehren kann. Hierbei kommt es also zu einer Kurierung dieser bisher nicht kausal behandelbaren Erkrankung, die antivirale Medikamente möglicherweise ersetzen kann.

Neben dieser Anwendung der Gentherapie bei HIV gibt es eine ganze Reihe von klinischen Studien, deren Ziel es ist, bestimmte Fälle von monogen bedingten Krebserkrankungen zu heilen. Von den bisher bekannten 12 klinischen Studien werden 11 in der Volksrepublik China durchgeführt. Die somatische Gentherapie ist eine wichtige neue Methode zur genetischen Veränderung von Körperzellen, die auch von der ethischen Seite her vertretbar sein sollte. Die Körperzellen können einmal außerhalb des menschlichen Körpers genetisch verändert und ihm dann wieder zugeführt werden, es ist aber auch möglich, innerhalb des Körpers die genetischen Veränderungen durchzuführen. Ich persönlich bin relativ optimistisch, dass diese neuen Methoden in der Zukunft in der medizinischen Praxis eine Rolle spielen werden.

5. Eingriffe in die menschliche Keimbahn?

Neben der Möglichkeit, Körperzellen genetisch zu verändern, wird momentan intensiv die Frage diskutiert, ob auch Eingriffe in die menschliche Keimbahn zugelassen werden sollten. Solche Keimbahnzellen wären eine befruchtete Eizelle, die Eizellen selbst, Spermien sowie alle Vorläuferstadien. Von der Grundlagenforschung her werden solche Eingriffe in die Keimbahn möglicherweise in mittlerer Zukunft möglich sein. Schon heute arbeiten chinesische und US-amerikanische Wissenschaftler an ersten Genome-Editing-Experimenten an humanen Embryonen, die nicht mehr in den Uterus eingepflanzt werden. Aus meiner Sicht sind hier noch viele ethische Fragen offen, die zunächst geklärt werden müssen, bevor solche Keimbahneingriffe in Angriff genommen werden. Des Weiteren müssen die Methoden hinsichtlich ihrer Sicherheit weiterentwickelt werden.

Wir wissen bisher wenig über das komplexe Wechselspiel der Gene untereinander und mit der Umwelt. Hierbei spricht man auch von Epigenetik, die eine große Rolle bei der Steuerung der Gene spielt. Wenn jetzt neue Gene in ein bestimmtes Genom eingeführt werden, kann es zu unerwünschten Veränderungen kommen. Das deutsche Embryonenschutzgesetz verbietet jedoch ohnehin die Forschung an Embryonen und damit die Anwendung einer möglichen Keimbahntherapie. Darauf hingewiesen werden sollte auch, dass eine fließende Grenze zwischen Therapie, Prävention und »Verbesserung« (»Enhancement«) der Erbanlagen in eine Bewertung einzubeziehen ist. In vielen Fällen wird es auch so sein, dass eine somatische Gentherapie oder auch die Präimplantationsdiagnostik ethisch weniger umstritten Alternativen zu einer möglichen Keimbahntherapie darstellen.

Ein ganz entscheidender Punkt ist noch, dass es bei medizinischen Eingriffen zu einer Einwilligung von Patienten kommen muss, bei einer Keimbahntherapie das Ganze aber über Generationen hinweg entschieden werden muss. Eine »Rückholbarkeit« ist hier wahrscheinlich nicht möglich. Auch das ist eine wichtige Erkenntnis, die insbesondere von dem evangelischen Theologen Trutz Rendtorff immer wieder vorgetragen wurde. Von ihm stammt folgendes Zitat: »Handle so, dass Du Dich auch durch die Folgen Deines Handelns korrigieren lassen kannst.«

Insofern sind hinsichtlich einer möglichen Keimbahnintervention mehr Fragen offen als gelöst und man wird sehen, wie diese Problematik in der Zukunft behandelt wird, national und international.

6. Ausblick

Die Genomchirurgie hat ein neues Zeitalter der Lebenswissenschaften eröffnet, das große Chancen für die Landwirtschaft, die Viehzucht, die Biotechnologie sowie die Ökologie bietet. Auch die Humanmedizin ist hiervon nicht ausgenommen. Allerdings kommt es hierbei zu neuen Herausforderungen bei der Klärung spezifischer ethischer und rechtlicher Fragen wie den Umgang mit gentechnisch veränderten Organismen, mit Eingriffen in das Ökosystem mittels Gene Drive oder in die menschliche Erbsubstanz. Hierbei müssen, insbesondere wenn Keimbahninterventionen in den Blick genommen werden, öffentlich mögliche Konsequenzen diskutiert werden. Alle diese Fragen werden auch auf internationaler Ebene behandelt, sodass der nationale und internationale Austausch im Hinblick auf die Weiterentwicklung der Genomchirurgie wichtig ist.

Ludwig Siep

Natur als Maß menschlichen Handelns?

Klaus Michael Meyer-Abich (1936–2018) zum Gedächtnis

Natur ist für viele moderne Wissenschaftler und Techniker eine verbesserbare Maschine.[1] Der amerikanische Wissenschaftsjournalist Bryan Walsh gibt einige Beispiele:»Scientists are altering our genetic code and engineering new forms of material that *improve nature*, from flowers that can detect bombs to bacteria that secretes fuel«.[2] Und in einem Vortrag der Berlin-Brandenburgischen Akademie erörterte Kevin Warwick die Möglichkeit, mittels biologischer Hirnimplantate»to extend the human nervous system across the internet and to create new forms of communication«.[3]

Die»Maschine« Natur ist zwar auch für den Ingenieursblick auf die Natur nicht völlig vom Menschen hergestellt. Wir haben die Welt, in der wir leben, nicht als ganze hervorgebracht, wenngleich tiefgreifend verändert und mit Artefakten angefüllt, jedenfalls auf der Erde. Wir benutzen aber ihre Ressourcen, Kräfte und Gesetzmäßigkeiten. Insofern es noch erhebliche Bereiche des Nicht-Hergestellten und nicht vollständig Kontrollierten gibt, kann man von »Natur« als Gegenstandsbereich und »Natürlichkeit« als Qualität von Prozessen sprechen. Weil wir ihre nicht gemachten Gesetze und Kräfte berücksichtigen müssen, stellt sie auch noch eine Grenze des menschlichen Handelns dar. Aber in einer umfassenden »In-

---

[1] »Nature is a machine to be improved« war die Formulierung eines synthetischen Biologen bei einem Hearing der EGE (European Group of Experts) in Brüssel am 19./20. Mai 2009.
[2] Walsh 2017 (Hervorhebung Ludwig Siep).
[3] Einladung der Berlin-Brandenburgischen Akademie der Wissenschaften vom 14. September 2017.

genieursperspektive«, die sicher nicht alle Ingenieure und Naturwissenschaften teilen, ist Natur und Natürliches kein Maß für die
Quantität und Qualität ihrer Beherrschung mehr.

Die Frage, ob sie das überhaupt noch sein kann, gehört zu den
wichtigsten der gegenwärtigen praktischen Philosophie. Denn eine
prinzipielle technische Grenze der Beherrschbarkeit ist nicht erkennbar. Aber Menschen können ihrem Handeln, einzeln und gemeinsam, Ziele setzen, und die Frage, welches die richtigen sind,
zeichnet sie als selbstbewusste und moralfähige Wesen aus.

Im ersten Teil meiner folgenden Überlegungen geht es um diejenigen Begriffe von Natur, die für Maße des Handelns relevant sein
können (1). Im zweiten erörtere ich, ob Metaethik und philosophische Anthropologie naturethische Konsequenzen haben (2). Im
dritten wird die Bedeutung normativer Erfahrungen für unsere Frage analysiert (3) und im Schlussteil skizziere ich einige grundlegende Maße für den Umgang mit der Natur (4).

1. Wertfreie und wertende Naturbegriffe

Wer sich als Philosoph mit dieser Frage beschäftigt, muss zwei Na-
turvorstellungen vermeiden, die in der Geschichte zumindest des
westlichen Denkens dominant waren. Die eine versteht Natur als
Kosmos oder als Schöpfung, d.h. als Ordnung, die von einer immanenten Vernunft oder einem übernatürlichen vernünftigen Wesen
geplant und gesteuert ist. In dieser Naturvorstellung waren Maße
für das menschliche Handeln reichlich vorhanden. Die immanente
Zweckmäßigkeit, das Ziel, die artgemäße Funktion oder die Absicht des Schöpfers zeigten, wie die äußere Natur zu behandeln ist.
Das Leben des Menschen hatte seinen Platz in dieser Ordnung.
Naturgemäß zu leben, konnte zwar zwischen Diogenes, Aristoteles, Epikur und Stoa sehr unterschiedlich verstanden werden – vor
allem zwischen Dualisten, »Idealisten« und Materialisten. Aber

dass Natur Wert besitzt und Handeln orientieren kann, war nicht umstritten.

Seit der Destruktion der teleologischen Naturerklärung und der Emanzipation der Naturwissenschaften von übernatürlichen Offenbarungen in der Frühen Neuzeit ist das nicht mehr verbindlich zu machen. Die Natur als Gegenstand der mathematischen Naturwissenschaften enthält solche Maße nicht – allenfalls im oben erwähnten Sinne von vorläufigen Grenzen des Könnens, nicht mehr von Zielen des Wollens. In einer solchen Natur gibt es zwar Funktionen, Zweckmäßigkeiten und zielgerichtetes Verhalten vieler Lebewesen. Es gibt auch Fließgleichgewichte,[4] Homöostasen und ihre Störungen. Aber wie sich der Mensch dazu verhalten soll, folgt nicht aus naturwissenschaftlichen Kausalerklärungen. Das gilt auch für die evolutionstheoretische Sicht der Natur. Dass sich eine Spezies in der Evolution erfolgreich erweist, wie unter anderen die menschliche, ist ein Faktum, das zur Erklärung von adaptiven Funktionen dient. Die Regeln der biologischen Gattungserhaltung sind im Sinne Kants hypothetische oder technische Imperative. Die Selbsterhaltung des Individuums wie der Gattung ist nicht kategorisch moralisch geboten. Das Überleben der Spezies ist nur dann ein moralischer Zweck, wenn der Mensch – wie auch Hans Jonas formuliert – ein *menschlicher* Mensch bleibt.[5] »Menschlich« heißt dabei mindestens moralfähig im Sinne der Perspektive des wohlwollend-unparteiischen Beobachters und Mitspielers. Würde der Mensch biotechnisch zur bedingungs- und schonungslosen Dominanzmaschine »verbessert«, gäbe es keinen unbedingten moralischen Imperativ zur Gattungserhaltung mehr.

Die Philosophie muss also zur Kenntnis nehmen, dass die moderne Naturwissenschaft den vormodernen Begriffen einer vorbild-

---

[4] Vgl. Bertalanffy 1953.
[5] »Handle so, dass die Wirkungen deiner Handlung verträglich sind mit der Permanenz echten menschlichen Lebens auf der Erde.« (Jonas 1979, 36) Wenig später spricht er unbestimmter vom »indefiniten Fortbestand der Menschheit« (ebd.).

lichen Natur die Überzeugungskraft genommen hat. Zwar müssen die Prinzipien der Ethik zur Naturwissenschaft passen, sie folgen aber nicht aus ihr. Ohne Offenbarungsglauben sind in der Natur auch keine göttlichen Absichten mehr erkennbar. Bei der Suche nach universal zustimmungsfähigen normativen Kriterien der technischen Entwicklung kann die philosophische Ethik darauf nicht zurückgreifen.

Sie steht aber zwischen den beiden Naturauffassungen, nämlich der vorbildlich geordneten und der entzaubert wertfreien, keineswegs im leeren Raum. Es gibt Wertungen des Umganges mit der Natur, sowohl unausdrückliche im tatsächlichen Handeln wie ausdrückliche in den Wert- und Normtraditionen, am explizitesten in Rechtsordnungen. Zuerst einige Bemerkungen zu den impliziten Wertungen im wissenschaftlich-technischen Handeln selber.

Die neuzeitlichen Naturwissenschaften sind seit ihrer Entstehung mit Handwerk und Heilkunde verbunden.[6] Befreiung von Leiden und Mangel, Entlastung von Mühsal, Steigerung von Lebensfreude, auch durch Verbesserung von Kommunikation und Mobilität, gehören von daher auch zu den Fernzielen der Grundlagenforschung. Ein Teil dieser Ziele geht wohl auf Konstanten der menschlichen Natur zurück. Aber die Fortschritte bei ihrer Verfolgung haben das normative Selbstverständnis des Menschen auch verändert. Askese und Disziplinierung verloren an Bedeutung, die Plastizität der menschlichen Natur, etwa im Bereich der geschlechtlichen Orientierung, wurde sichtbar und dem Bereich individueller Autonomie überlassen. Seit der Aufklärung wird das öffentlich zugängliche Wissen zum Mittel der Destruktion sozialer Hierarchien, die sich auf Vorgaben der Natur oder des Schöpfers berufen. Die »Entzauberung« der Natur ist selber keine von Wertungen freie Handlung, aber diese werden nicht mehr der Natur entnommen.

---

[6] Vgl. etwa Zilsel 1976.

Nach ihrem frühen philosophischen und organisatorischen Propagator wird die Verbindung von Naturwissenschaft, Technik und Aufklärung oft »Bacon-Projekt« genannt.[7] In der Gegenwart scheint man sich davon in zwei Richtungen zu entfernen: Zum einen werden die Güter immer subjektiver und individueller. Zum anderen verselbständigen sich die Zwecke oder Instrumente gegenüber den Zielen.

Das Erstere führt zu einer immer größeren Vervielfältigung der Optionen, deren Wünschbarkeit nur an der Nachfrage gemessen wird. Die wissenschaftlich-technische Entwicklung folgt dem Prinzip des Supermarktes, auch des digitalen: je mehr Auswahl, desto besser. Aber wie dieser verbraucht der Supermarkt an technischen Möglichkeiten auch immer mehr Ressourcen, Raum und Nicht-Artifizielles, also Natur. Für Selbstbeschränkung gibt es keine Anreize mehr, auch nicht die klassischen der Orientierung an maßvollen Haltungen, wie in der tugendethischen Tradition.

Die zweite Wendung der Naturbeherrschung stellt die immer deutlicher werdende Notwendigkeit der Anpassung an die Imperative der technischen Welt selber dar. Nicht nur die technischen Apparate, sondern auch die Organisations- und Denkweisen der Effizienz verlangen Anpassung des menschlichen Verhaltens an seine Produkte. Dass die Technik den Menschen selber zur Anpassung zwingt, wurde seit Beginn der automatisierten Produktion gesehen, am fundamentalsten in Heideggers Kritik an der uns stellenden und abrichtenden Technik, dem »Gestell«.[8] Vieles an dieser Kritik hat der Entwicklung sinnvoller technischer Hilfsmittel nicht standgehalten, aber die Art und der Grad, indem wir uns heute etwa an die Digitalisierung oder andere Formen der Beschleunigung von Kommunikation und Produktion anpassen müssen,[9] bestätigt ihren Kern. Die Fitness des Menschen, des Individuums wie der Gattung, wird zunehmend zur Anpassungsfähigkeit an die

---

[7] Vgl. Schäfer 1993.
[8] Heidegger 1954.
[9] Vgl. etwa Rosa 2005.

Technik. Aber hinter deren Entwicklung stehen natürlich immer auch Interessen, Wünsche und Phantasien mächtiger Einzelner und Gruppen. Was technische Verbesserung bedeutet und wem sie auf welche Weise nutzt, muss deshalb Gegenstand öffentlicher Diskurse bleiben, wenn die Verbindung von Wissenschaft und Aufklärung nicht verlorengehen soll.

Es ist aber nicht entschieden, ob dabei Eigenschaften natürlicher Gegenstände und Prozesse selber von Bedeutung sein können oder nur in Bezug auf menschliche Wünsche. Aus Erklärungen von Gegebenheiten Normen abzuleiten, vom Sein auf ein Sollen zu schließen, wird in der Philosophie seit David Hume als Fehlschluss kritisiert. Kann es in der Ethik überhaupt noch einen Platz geben für Bewertungen der Natur und daraus folgenden Handlungsnormen?

2. Begriffliche, metaethische und anthropologische Argumente

Die genuinen Methoden der Philosophie sind Analysen von zentralen Begriffen und Voraussetzungen für inhaltliche Argumentationen in bestimmten Gebieten. In der modernen Metaethik sind das entweder die Regeln des Argumentierens über Normen, wie in der Diskursethik von Jürgen Habermas, oder die unersetzlichen Ausdrücke moralischer Urteile wie »gut« und »sollen«.[10] In der Diskursethik werden aber Annahmen über die Autonomie und die Gleichheit der Sprecher gemacht, die selber Resultat der modernen moralischen und rechtlichen Entwicklung sind. An den evaluativen und deontischen Grundbegriffen der moralischen Sprache, vor allem »gut« und »sollen«, lässt sich Bedeutungskonstanz und -wandel klarer unterscheiden.[11] Trotz der veränderten historischen Kontexte kann man Aussagen über das Gute und die moralischen

---

[10] Vgl. Habermas 1991.
[11] Vgl. Siep 2004, 57–80.

Pflichten aus der jüdischen Bibel oder der griechischen Philosophie ohne Weiteres verstehen und argumentativ verwenden. Bei Aristoteles etwa ist das Gute für das menschliche Handeln das für alle Erstrebenswerte. Der biblische Schöpfungsbericht zeigt darüber hinaus, dass Menschen in der Lage sind, das umfassend Gute für alle bedürftigen und strebenden Wesen in den Blick zu nehmen – auch wenn diese Sicht dem Schöpfer zugeschrieben wird. »Gut« im ethischen Sinne ist aus dieser Perspektive alles miteinander verträgliche Förderliche[12] für Wesen, die Bedürfnisse haben, wachsen und gedeihen, suchen und meiden können. Das umfasst die gesamte organische Natur. Konstitutiv und förderlich ist dafür aber auch eine bestimmte Beschaffenheit der anorganischen Natur. In der philosophischen Ethik der Neuzeit wird dieser umfassende »moral point of view« erst spät wiedergewonnen. Darin liegt aber eine Konsequenz, die von der Unparteilichkeit des moralischen Standpunktes selber gefordert ist.[13]

Zu einer erstrebens- oder erhaltenswerten Gesamtnatur gehört der Mensch als strebender und zugleich als unparteiischer Beobachter des Ganzen. Das Bewusstsein dieses erstrebenswerten Guten und der Fähigkeit, dazu beizutragen, ist zugleich eines der Verpflichtung, diesen Standpunkt auch praktisch einzunehmen, d.h. danach zu handeln. Das entspricht der verpflichtenden Fähigkeit zur praktischen Vernunft in der Tradition des Rationalismus. Damit ist aber von vornherein eine Distanz zu den eigenen Interessen verbunden. In der Frühgeschichte der Moral genügte die Einklammerung der eigenen Interessen und die Unparteilichkeit gegen die Mitglieder enger Kooperationsgruppen. Aufgrund der Differenz zwischen Binnen- und Außenmoral durfte der Feind anders behandelt werden als der »Bruder«, der Ketzer oder Ungläubige anders als der Glaubensgenosse. Im Zeitalter der universalen Moral und der Menschenrechte muss diese Differenz aufgehoben werden.

---

[12] »Beneficial« im Sinne des Wittgenstein-Schülers von Wright. Vgl. Wright 1963, 107–113. Vgl. zum Folgenden auch Siep 2017.
[13] Vgl. dazu den umfassenden Überblick von Jollimore 2017.

Aber auch die Beschränkung der moralischen Perspektive auf *menschliche* Betroffene[14] ist zu überwinden. Diese Erweiterung entspricht im Übrigen der Entwicklung der modernen Wissenschaften, auch wenn sie daraus nicht logisch folgt. Zu denken ist an die generelle Überwindung anthropomorphen Denkens, etwa in der modernen Physik, aber auch an die Evolutionstheorie und die verhaltensbiologischen Einsichten in Bedürfnisse und Leiden nicht-menschlicher Lebewesen. Der Mensch bleibt aber zugleich Beobachter *und* interessierter Akteur, er muss, mit Thomas Nagels Begriffen, den »View from Nowhere« mit seiner zentrierten Perspektive verbinden.[15] Nur diese Spannung verhindert sowohl Gattungsegoismus wie universale Gleichgültigkeit.

Der Erweiterung der moralischen Perspektive widersprechen manche Analysen des zweiten Grundwortes der Metaethik, des »Sollens«. Es setzt nach der Ansicht strikter Pflichtethiker eine symmetrische Beziehung zwischen Anspruch und Verpflichtung voraus. Verpflichten können sich nur vernunftfähige Lebewesen. Genau besehen, unterscheiden wir aber zwischen einer Verpflichtung *vor, in Ansehung von* und *gegenüber.* Verpflichtungen entgegennehmen und die Urheber auf sie festlegen, können offenbar nur vernünftige oder selbstbewusste Instanzen: der andere Mensch, die Normgemeinschaft, das Gewissen oder Gott. Man kann sich aber auch einem Tier *gegenüber* zu einem bestimmten Handeln oder Unterlassen verpflichtet wissen oder fühlen. Vorausgesetzt ist offenbar zumindest ein lebendiges und empfindsames Individuum – der Regenwald oder die Erdatmosphäre sind kaum ein solches Ge-

---

[14] Sie gilt praktisch auch für Kant, der zwar eine anthropologiefreie Moral für alle Vernunftwesen fordert, aber aufgrund seiner Symmetriebedingung zwischen Pflichten und Ansprüchen alle Wesen »unterhalb« der menschlichen aus dem Kreis der Berücksichtigenswerten ausschließt. Zu Kants anthropologiefreier Ethik ausführlicher Siep 2010.

[15] Vgl. Nagel 1986.

genüber. Aber wir sind *in Ansehung* ihrer zu einem Verhalten verpflichtet, das für alle von ihnen Abhängigen förderlich ist.[16] Wenn es in einer Welt auch ohne Menschen Gedeihen und Verderben, Genießen und Leiden gibt, dann überzeugt auch die Auffassung unbedingter Sollensethiker in der Nachfolge Kants nicht. Für Kant hat die Welt ohne die moralischen Handlungen rationaler Wesen keinen Sinn bzw. »Endzweck«.[17] In der Evolution gibt es aber Gedeihen und Leiden sowie die Bedingungen dazu bereits vor den Menschen, auch wenn dieses *Urteil* nur rationalen Wesen möglich ist. Man muss die gute Welt nicht, wie in Kants Postulat des höchsten Gutes, in die Idee einer Natur verlegen, in der Glück und Unglück nach moralischem Verdienst zugeteilt werden. Es passt besser zur modernen Naturerkenntnis, wenn wir das umfassende Gute als Vorstellung eines zu befördernden guten Zustandes der empirisch zugänglichen Welt verstehen. Dazu gehört eine natürliche Mannigfaltigkeit von Lebensformen, von denen jede »nach ihrer Art« in guten oder schlechten Verfassungen sein kann. Ferner die dafür notwendigen Lebensbedingungen geophysikalischer oder klimatischer Art.

Wachsen und Gedeihen der Lebewesen erfolgt aber weitgehend auf Kosten natürlicher Mitbewerber um knappe Ressourcen. Hier muss der Mensch als Mitspieler und Konkurrent Auswahl und Entscheidungen treffen und seine eigenen Gattungsinteressen mit der moralischen Perspektive des wohlwollend-unparteiischen Beobachters in Einklang bringen. Was das bedeutet, kann zunächst nur

---

[16] Die Unterscheidung zwischen »gegen« und »in Ansehung von« hat schon Kant getroffen, aber ein verpflichtendes Gegenüber waren für ihn nur Wesen, die selber verpflichtet sein können. Vgl. Kant 1797, Tugendlehre, § 16, 442. Eine solche Symmetrieforderung ist angesichts der nachkantischen Entwicklung der Ethik und der Biologie nicht mehr plausibel.

[17] In § 84 der *Kritik der Urteilskraft* »Von dem Endzwecke des Daseins einer Welt, d.i. der Schöpfung selbst« heißt es, der Mensch »als Subject[] der Moralität« müsse als »der Schöpfung Endzweck« betrachtet werden, »denn ohne diesen wäre die Kette der einander untergeordneten Endzwecke nicht vollständig gegründet« (Kant 1790, 435). Das Auftreten des Menschen ist aber nach der modernen Evolutionstheorie keine Notwendigkeit.

umrissweise angegeben werden: Unparteilichkeit verlangt, miteinander verträgliche Ansprüche zu erfüllen. Bei konkurrierenden kommt es auf die Abwägungsgründe an. Zwei davon waren in der Geschichte der wertenden Naturbetrachtung leitend: zum einen die *scala naturae,* also eine unterschiedliche Bewertung von Wesen verschiedener Organisationshöhe, Leistungsfähigkeit und Subjektivität; zum anderen die Verbesserung der menschlichen Lebensbedingungen durch die Beherrschung von Feinden sowie die Zähmung und Züchtung von Tieren und Pflanzen. Beide Maßstäbe sind auch in den biblischen Wendungen des »jedes nach seiner Art« und des »macht Euch die Erde untertan« angesprochen. Die Abwägung zwischen beiden wird unter der erweiterten Perspektive, die das Gute für die nicht-menschliche Natur einbezieht, deutlich anders ausfallen als in einer rein von menschlichen Individual- und Gattungsinteressen bestimmten Sichtweise.

Anders als Kant es von der Begründung der Moral fordert, muss eine von den Begriffen des Guten und dem »moral point of view« ausgehende Metaethik auch *nicht* »anthropologiefrei« sein. Mit der moralischen Perspektive ist zumindest eine Minimalanthropologie verbunden.[18] Wenn der Mensch zugleich unparteiischer Betrachter und Mitspieler ist, weiß er aus eigener Erfahrung, was Verletzung und Schaden, Förderung und Wohlwollen bedeuten. Es gibt Gründe, sie beim Menschen höher zu bewerten als in der übrigen Natur. Das hat unter anderem mit der Vertiefung der Schmerzempfindlichkeit durch Langzeitbewusstsein, Individualisierung und verstärkte soziale Bande zu tun.

Zu einer minimalen, von den historischen Entwicklungen des menschlichen Selbst- und Weltverständnisses noch absehenden Anthropologie des moralischen Wesens gehören weitere Grundzüge. Sie verdanken sich nicht nur der menschlichen Sonderstellung

---

[18] Das ist unabhängig davon, ob die Perspektive des wohlwollend-unparteiischen Beobachters ursprünglich einem göttlichen Schöpfer zugesprochen wurde – dem dann seinerseits menschliche Fähigkeiten und Tugenden zukamen.

unter den Primaten, wie dem Verständnis wechselseitiger Absichten und dem Interesse an Kooperation.[19] Individuelles Selbstbewusstsein und schon die Anfänge von Selbstbestimmung setzen einen minimalen Respekt für die Andersheit des Anderen voraus. Schon Fichte hat gezeigt, dass man sich nicht als ein Mensch unter Menschen erfahren kann, wenn man nur an Beherrschung interessiert ist. Der Verzicht darauf, den anderen nur im Licht eigener Machtphantasien und Wunschprojektionen zu sehen, ist Voraussetzung weiterer Beziehungen, die für die gute Verfassung von Menschen wichtig sind. Dazu gehören etwa Lernen voneinander, freie Übereinstimmung und spontane Zuneigung.

Mir scheint, dass sich einige der sozialen Kompetenzen und Erfahrungen analog auf das Verhältnis des Menschen zur Natur übertragen lassen. Und zwar ohne Wiederverzauberung im Sinne einer Spiritualisierung von Naturwesen oder der Annahme eines geistigen Willens in der Natur. Auch ohne symmetrische Wechselseitigkeit sind Formen der Anerkennung des Andersseins für den richtigen Umgang mit der Natur erforderlich. Das lässt sich andeutungsweise für die eigene Körperlichkeit, aber auch für das Verhältnis zu höheren Formen nicht-menschlichen Lebens zeigen. Dass wir die eigenen körperlichen Regungen und Ansprüche missverstehen, überhören, überfordern können, ist nicht nur metaphorische Sprache – oder doch zumindest eine solche, die zur besten Erklärung psychosomatischer Pathologien erforderlich ist. Analogien zur zwischenmenschlichen Interaktion sind auch für die Erschließung des Verhaltens und der Kommunikation wildlebender Tiere notwendig. Das zeigt auch die biologische Verhaltensforschung. Diese Lebewesen *nur* verstehen zu wollen, *um* sie zu beherrschen, wäre *der* Parasitismus des Menschen, den man ihm nicht zu Unrecht vorwirft.

Anthropologische Überlegungen dieser Art sprechen dafür, dass es gut ist, auch in der Beziehung zur außermenschlichen Natur

---

[19] Vgl. dazu die verschiedenen Arbeiten von Michael Tomasello, zuletzt Tomasello 2017.

Grenzen der Instrumentalisierung zu wahren und ein unverfügbares Anderssein zu respektieren. Unverfügbar nicht aus einer Scheu vor Tabus oder Gehorsam gegen einen überlegenen Willen, sondern weil es zum guten, universal erstrebenswerten Zustand der Welt und des Menschen gehört. Wir wissen aus verschiedenen Quellen der Kenntnis vom Menschen, dass seine wertvollsten Fähigkeiten sich in der dialogischen Selbstbeschränkung entwickeln – und es liegt nahe, dass dies auch für die Beziehung zum ganz Anderen der noch nicht kontrollierten Natur gilt. So viel lässt sich vielleicht aus einer Anthropologie entnehmen, die zur moralischen Perspektive selber gehört. Wie steht dazu die *historische* Anthropologie des Wandels im menschlichen Selbst- und Naturverhältnis?

3. Erfahrungen mit evaluativen Naturkonzepten

Menschliches Verhalten findet immer in einem sozialen Raum der wechselseitigen Erwartungen und der gemeinsamen Bewertungen statt. Diese Bewertungen können mehr oder minder bewusst, dauerhaft und kontrovers sein. Die Stabilität und die Änderung von Wertungen lassen sich am deutlichsten an Institutionen ablesen, die in modernen Staaten durch öffentliche Normen und Zwangsbeiträge etabliert werden. Die Werte der Gesundheit, Sicherheit, Bildung, Mobilität usw. erfordern aufwendige gesellschaftliche Organisationen, die auch individuelle Teilhabeansprüche garantieren. Wo der Konsens über Werte und Güter abnimmt, tritt die öffentliche Finanzierung zugunsten der privaten zurück.

Viele Institutionen und Gesetze implizieren die Bewertung von natürlichen Gegenständen, Wesen und Prozessen. Sie waren in den letzten Jahrhunderten grundsätzlichen Veränderungen unterworfen, die in sozial- und rechts-geschichtlichen Untersuchungen thematisiert werden.[20] In ihnen spiegeln sich grundlegende Entwicklungen des Selbstverständnisses wider. In der Frühen Neuzeit werden zunächst die Selbstbestimmung und die gleichen Rechte der Individuen zur Quelle aller Rechtsnormen. Zur Selbstbestimmung gehört auch die Aneignung der Natur für subjektive Interessen und Ziele. Normativ zu regeln ist dann aber der Ausgleich der Interessen aller an knappen Gütern *und* der Zugang zu Gütern, die nicht aufteilbar und nicht exklusiv zu genießen sind. Zu diesen heute »public goods«[21] genannten Gütern gehören in einer immer dichter besiedelten und zum Verbrauch angeeigneten Natur auch Güter wie Stille, Einsamkeit oder Begegnung mit dem Fremden und Unberührten.

Die vom Einzelnen geforderten Verzichte auf natürliche Güter wurden lange Zeit kompensiert durch die Steigerung seiner Wertschätzung als Mitglied von glanzvollen Kollektiven wie Staat, Nation oder Kirchen. In der modernen Welt ist die Opferbereitschaft für solche Identifikationen aber rückläufig. Zugleich hat die wechselseitige Abhängigkeit aller vom Gebrauch und Verbrauch natürlicher Ressourcen und Lebensgrundlagen zugenommen.

Diese Entwicklung spiegelt sich in den Rechten und Pflichten in Bezug auf die Natur, sowohl im nationalen wie im internationalen Recht. Dabei waren sehr unterschiedliche Motive und Interessen im Spiel, lange Zeit auch ein politisch und ethisch problematischer Antimodernismus.[22] In der modernen Verfassungs- und Völkerrechtsentwicklung sind diese unheiligen Allianzen aber weitgehend wirkungslos geworden. Was mich hier interessiert, ist die Tendenz zu einer Wertauffassung, der gemäß Natur um ihrer selbst willen schützenswert ist. Das gilt für den Tierschutz ebenso wie für

---

[20] Es gibt eine Reihe detaillierter Untersuchungen des historischen Prozesses der mentalen und institutionellen Umwertung von Natur. Vgl. etwa Hofmann 1995a; Radkau 2011; sowie einige Beiträge im *Handbuch Umweltethik:* Ott 2017a; Ott 2017b; Uekötter 2017; Engels 2017.

[21] Vgl. Cowen 2008.

[22] Vgl. dazu Hofmann 1995a, 423–427. Zu antimodernen Wurzeln der Ökologie vgl. Breuer 2008, 98–111.

den Schutz von Landschaften, Wildnisse ebenso wie Kulturlandschaften. Über den Schutz der natürlichen Lebensgrundlagen erstreckt sich diese Wertauffassung seit dem Ende des 20. Jahrhunderts zunehmend auch auf anorganische und organische Rohstoffe, auf Wasser, Erdatmosphäre und Klima.

Diese Entwicklung ist sicher nicht unkontrovers – im Gegenteil, sie hat es mit erheblichen Konflikten über Rechte und Pflichten, auch über Begründungen dafür zu tun. Die Ersteren sind im Kern Streitigkeiten über die Aneignungsrechte individueller oder kollektiver Unternehmungen – aber auch darüber, für welchen Lebensstandard und für welche Bevölkerungszahlen Natur angeeignet und ausgebeutet werden kann. Die Begründungskonflikte haben es vor allem damit zu tun, ob menschliche Interessen die alleinigen Quellen von Rechten und Werten sind, oder ob der Kreis der Betroffenen weiter zu ziehen ist – also die bekannten Debatten über Anthropozentrismus, Bio- und Physiozentrismus.

Hier geht es mir aber primär um die Frage, ob man die trotz aller Kontroversen einigermaßen stabilen institutionellen und normativen Veränderungen als »Erfahrungen« bezeichnen kann. Denn nur in diesem Falle könnte davon gesprochen werden, dass nicht nur ein Wandel von Normen und Wertungen der Natur stattgefunden hat, sondern ein positiver Lernprozess.

Das Feld der Überprüfung ethischer und rechtlicher Normen ist nicht das Labor, sondern die Geschichte. Ob man aus der Geschichte lernen kann, ist aber zumindest seit Beginn der historischen Forschung im 19. Jahrhundert umstritten. Gründe dafür sind die Unwiederholbarkeit historischer Situationen und Konstellationen sowie die Uneinigkeit über die Deutung historischer Ereignisse. Es gibt Kämpfe nicht nur um die neuen Regeln und Institutionen, sondern auch um die Deutung und die Wertung vergangener Epochen. Dennoch bestreiten die Parteien selten, dass aus großen Umbrüchen wie der Französischen Revolution oder der Befreiung von Faschismus und Kolonialismus etwas zu lernen ist. [23] Die globalen Konventionen über Menschenrechte und Völkerrecht berufen sich auf historische Erfahrungen, vor allem mit Versklavung und Vernichtung von Rassen, Völkern und Individuen. Man kann die Menschenrechte noch immer Naturrecht in dem Sinne nennen, dass sie Menschen zu jeder Zeit und unabhängig vom historischen Wertewandel zukommen sollen. Dafür ist es nicht erforderlich, eine gänzlich unveränderliche Natur des Menschen oder eine erfahrungsfreie Vernunft der Entdeckung und Begründung anzunehmen. Es handelt sich vielmehr um einen Kern der Unverfügbarkeit körperlicher und geistiger Eigenschaften des Menschen – also seiner »Würde« –, der mithilfe historischer Erfahrungen sozusagen freigelegt wurde. Wo er genau anfängt, etwa im Bereich des Strafrechts, des Einwanderungsrechts oder der Ausgestaltung politischer Mitbestimmung, darüber kann noch Streit herrschen. Dass es einen solchen Kern gibt, ist aber offenbar Gegenstand eines überlappenden Konsenses zwischen sich teilweise ausschließenden Begründungen und Deutungen. Man kann die Menschenrechte im Lichte verschiedener Weltanschauungen und Religionen deuten und religiös oder areligiös, liberal oder sozialistisch zu begründen versuchen. Es mag neue ökonomische Formen der Sklaverei geben, aber sie verstoßen gegen internationales Recht und können als Verletzungen der Menschenwürde verfolgt werden.

Um einen solchen Kern der Unverfügbarkeit geht es auch bei den Entwicklungen der Naturnutzung und des Naturschutzes. Man muss dazu nicht von der Würde der Natur oder Kreatur sprechen, das würde den ohnehin schwer konkretisierbaren Begriff der Menschenwürde schwächen. Der Letztere ist mit menschlicher Autonomie und subjektiven Rechten verbunden, die freiwillig wahrgenommen und eingeklagt werden können. Man kann von Autonomie der Natur dagegen nur in der Bedeutung von Eigenwert und Eigensinn sprechen, nicht von bewusster Selbstbestimmung. Es

---

[23] Zur Durchsetzung gemeinsamer Deutungen trotz unterschiedlicher Bewertungen von historischen Prozessen vgl. Müller-Salo 2017.

gibt aber eine Gemeinsamkeit der historischen Erfahrung mit Wertungen des Menschen und der übrigen Natur, die sich am deutlichsten bei Bedrohung und Entzug manifestieren. Verstädterung und Industrialisierung, zunehmend auch der Landwirtschaft, haben Verlusterfahrungen provoziert, die nicht nur zu vagen Sehnsüchten, sondern einem hochdifferenzierten Umweltrecht geführt haben.

Eine Übereinstimmung über die Begründung dieser Wertungen gibt es noch nicht. Anthropozentrische und nicht-anthropozentrische Standpunkte sind auch nicht in allen Bereichen zu überlappenden Konsensen fähig. Verfassungsgrundsätze wie der Schutz der »natürlichen Lebensgrundlagen« (Grundgesetz, Art. 20 a) lassen daher den Umkreis der betroffenen Lebewesen offen. In Bezug etwa auf den Klimaschutz sind die notwendigen Einsparungen für menschliche Interessen oder eine davon unabhängige Mannigfaltigkeit von Lebewesen aber durchaus unterschiedlich. Für Letztere dem Menschen Verzichte abzuverlangen, entspräche den oben vorgetragenen metaethischen und anthropologischen Argumenten.

Historische Erfahrungen, die sich in Normen und Institutionen niederschlagen, sind nicht unabhängig von veränderlichen menschlichen Bewertungen. Der verfassungs- und völkerrechtliche Primat der Menschenrechte setzt voraus, dass Menschen ihre körperliche Integrität und ihre Autonomie nicht mehr höheren Werten unterordnen, wie dem Seelenheil oder der Ehre von geistlichen und weltlichen Korporationen. Das ist faktisch umkehrbar. Aber es gibt keine allen Menschen zumutbaren Gründe mehr, warum etwa der Gott einer bestimmten Offenbarung befehlen kann, Menschen mit Zwang zur Wahrheit zu verhelfen, die von einer *anderen* Offenbarung überzeugt sind. Argumente einer universalen Moral und Resultate schmerzhafter kollektiver Erinnerungen oder stabiler gemeinsamer Problemlösungen stärken sich wechselseitig. Gegen Regressionen werden sie auch durch naturwissenschaftliche Theorien gestützt, die etwa dem Rassismus oder dem Sexismus den Boden entziehen.

Eine solche Bedeutung historischer Normerfahrungen möchte ich auch für Grundwerte der Natur reklamieren. Der neuzeitliche Naturnihilismus – um es mit Hasso Hofmann zu formulieren[24] – ist in unseren Verfassungen und im Völkerrecht überwunden. Dass zum wertvollen Erbe der Natur Mannigfaltigkeit und Individualisierung, die Bedingungen artgemäßer Lebensweisen und ein Kern des Eigenwerts gegenüber menschlichen Wünschen gehört, resultiert aus einer »echten« Erfahrung. Die Schutzbedingungen für diese Werte sind über die letzten ca. 200 Jahre hinweg Gegenstand von Rechtsordnungen geworden. Zwischen ihnen und den individuellen Grundrechten bestehen aber noch ungelöste Spannungen. Naturschutz kollidiert nicht nur oft mit Eigentumsrechten.[25] Staatliche Wirtschafts- und Technologieförderung wird auch mit der Erfüllung des Sozialstaatsgebots begründet. Eine Automatik der Förderung ist damit aber nicht zu rechtfertigen, sie hat etwa in der Energietechnik ja auch zu gewaltigen Fehlinvestitionen und Schäden geführt.[26] Wenn dem Schutz der Natur ein vergleichbares normatives Gewicht zukommt wie der staatlichen Förderung des gesamtwirtschaftlichen Gleichgewichts, muss es Maße für die Begrenzung technischer Perfektionierung geben.[27]

4. Wertaspekte der Natur und Handeln

Kommen wir noch einmal auf die Ausgangsfrage zurück: In welchem Sinn kann Natur Maße für menschliches Verhalten abgeben?

---

[24] Hofmann 1995a, 410–415.

[25] Hofmann 1995b, 455–461.

[26] Vgl. ebd., 455.

[27] Hofmann erörtert dieses Problem unter dem prägnanten Titel: »Der verfassungsprogrammatische Gegenpol: Das Staatsziel ›Gesamtwirtschaftliches Gleichgewicht‹ und die Staatsaufgabe ›Wachstumsvorsorge‹« (ebd., 448). Vgl. auch Steinberg 1998. Steinberg warnt allerdings vor »zu hoch gesteckten Erwartungen in die Steuerungsfähigkeit der Verfassung« (ebd., 407).

Seit der antiken Ethik bedeutet Maß sowohl die Angabe der richtigen Menge, zumeist der Affekte, wie auch ein zu befolgendes Vorbild. Letzteres ist in Bezug auf die Natur nicht mehr relevant: Wir können menschliches Handeln und soziale Ordnungen nicht mehr am Vorbild natürlicher Verhältnisse orientieren. Vom Maß der Natur kann aber in einem viel allgemeineren Sinne die Rede sein: nämlich von denjenigen Wertaspekten der Natur, die Menschen zu berücksichtigen haben, wenn sie zu einem guten Gesamtzustand der Welt beitragen wollen. Dabei spielen dann auch verschiedene Aspekte des quantitativen Maßes eine Rolle, die ebenfalls nicht einfach von der Natur entlehnt sind. Vor allem muss ein richtiges Maß im Konflikt zweier legitimer Ziele gefunden werden: nämlich der Befreiung von natürlichen Leidensursachen einerseits und der Bewahrung des erwähnten Kernes der Natürlichkeit bzw. Unkontrollierbarkeit von Natur auf der anderen Seite.

Dass Wertaspekte der Natur dem menschlichen Handeln Maße vorgeben, ist vielleicht am deutlichsten für die eigene Natur des Menschen und ihre Verbesserung zu erkennen. Durch medizinische und technische Hilfsmittel oder auch regenerative Therapien werden solche Maße nicht überschritten. Gefährdet sind sie aber durch Strategien des positiven Enhancements oder der Optimierung. Hier kann man an die aristotelische Lehre von den artspezifischen Leistungen, dem *ergon* des Menschen, und dem dafür erforderlichen richtigen Maß der Selbstkontrolle noch anknüpfen. Sie dürfen aber nicht als Folge einer natürlichen, theoretisch erkennbaren Bestimmung des Menschen verstanden werden. Vielmehr setzen sie den ethischen Rahmen der wertenden Naturbetrachtung und Anthropologie schon voraus. Das für den Menschen Gute seiner körperlichen und affektiven Verfassung ist dann im Blick auf seine eigentümlichen Leistungen zu bestimmen, nicht auf technische Geräte oder außermenschliche Lebewesen. Ein guter Freund, gerechter Richter, kluger Entscheider etc. braucht theoretische Kenntnisse, aber auch eine Kultur der Affekte und Gefühle. Dafür gibt es günstige körperliche und soziale Bedingungen, vor allem die

Abwesenheit von Bedrohung und von Knappheit an Lebensmitteln, Zeit und Zuwendung anderer.

Für die Sozialphilosophen der Neuzeit sollten Staat und Wirtschaft solche Bedingungen schaffen, damit die Entwicklung spezifisch menschlicher Haltungen von niemandem heroische Anstrengungen erfordert. Das scheint mir noch immer das primäre Ziel für Verbesserung, nicht die körperlichen Voraussetzungen für technische Spitzenleistungen. Die menschliche Natur ist in einer modernen Gesellschaft mit ihrem Spektrum an sozialen Rollen, Möglichkeiten individueller Selbstverwirklichung und technischen Hilfsmitteln sicher sehr viel plastischer als früher angenommen. An der Verletzlichkeit, aber auch dem durch Phantasie verstärkten Hang zum Übermaß der Affekte hat sich nicht viel geändert. Sie durch technische Verbesserung von Gehirn oder Genen zu dämpfen, beschädigt die spezifisch menschliche Möglichkeit der Selbstjustierung durch Überlegung und Kultivierung der Affekte – damit aber auch das Erfolgserlebnis, das nur einer gelungenen Arbeit an sich selber entspringt.

Spezifische Leistungen, ein artgemäßes *ergon,* gab es für Aristoteles bei allen Lebewesen. Das für sie Gute kann daher ebenfalls mit Bezug auf diese Leistungen erkannt und zugeteilt werden. Unter Bedingungen artgemäßen Lebens gedeihen sie objektiv und fühlen sich, je nach Grad der Empfindungsfähigkeit, selber wohl. Die Entwicklung des Tier- und Naturschutzes hat auf anderen Wegen zu den Maßstäben der tier- oder artgerechten Behandlung geführt. Bei aller Problematik des Artbegriffs im Zeitalter von Evolution und biotechnischer Züchtung[28] können wir immer noch ein Verhalten normieren, das der spontanen Entwicklung und dem Wohlergehen von Populationen und Individuen angemessen ist. Wenn den Menschen eine gemäßigte Selbstbevorzugung gegenüber ihren natürlichen »Mitspielern« erlaubt ist, dann scheinen mir medizinische Tierversuche in sparsamer Form gerechtfertigt.

---

[28] Vgl. dazu etwa Janich/Gutmann/Prieß 2001.

Was wir dem Fleischkonsum zum Opfer bringen, liegt aber jenseits jedes durch Vernunft und Tugend zu rechtfertigenden Ausmaßes.

Die entscheidende Frage ist indessen, ob das Bacon-Projekt der gänzlichen Unabhängigkeit und Dominanz über die Natur nicht korrigiert werden muss.[29] Und zwar durch eine ebenso grundsätzliche Zielsetzung der Selbstbeschränkung des Menschen gegenüber einer nicht gänzlich verfügbaren Natur. Darin läge das allgemeinste Maß für Kultivierung und Technisierung. Man kann darin eine Säkularisierung der These des göttlichen Eigentums an der Natur sehen. Das macht sie aber nicht illegitim.[30] Umgekehrt kann in der Vorstellung des allmächtigen Schöpfergottes auch eine letzte Rechtfertigung der Herrschaft des Geistes über die Natur liegen. Die Natur wirklich freizugeben, verlangt, sie als das ganz Andere des Geistes zu sehen, dem keine mindere Seinsqualität zukommt. Das schließt ein höheres Gewicht menschlicher Güter und striktere Pflichten zwischen Menschen nicht aus. Gegen eine grundsätzliche Ebenbürtigkeit der Natur spricht nicht, dass wir sie sozusagen durch die Brille unserer Erkenntnisformen und -vermögen sehen. Auch andere Menschen sehen wir von unserer Perspektive aus. Allerdings bleibt die Asymmetrie bestehen: Die nicht-menschliche Natur ist uns weder theoretisch noch praktisch ganz verschlossen, aber wir sind ihr gleichgültig, sie ist nicht für uns gemacht und uns gegenüber zu nichts verpflichtet. Unser Vermögen der Erkenntnis des Guten und der daraus folgenden Pflichten hindert uns aber an einer ebenso gleichgültigen Einstellung. Bedrohlichkeit, Dienlichkeit und Gleichgültigkeit der Natur sind Züge, die unterschiedliches Handeln fordern und berechtigen.

---

[29] Bei Bacon selber findet sich das Ziel einer vollständigen Kontrolle noch nicht:»Das Streben nach ›totaler‹ Beherrschung der Natur mag zwar einem verbreiteten Bacon-Klischee entsprechen, gehört aber ebenso wenig zum Kern des Aufklärungsprogramms wie eine auf instrumentelle Vernunft reduzierte Rationalität.« (Scholz 2018, 64)

[30] Zur Kritik der These, Säkularisierung (im weiten Sinne) sei eine Art illegitime Aneignung ursprünglich kirchlichen bzw. göttlichen Besitzes, vgl. jetzt Dreier 2018, 19–62.

Die ersten beiden Aspekte stehen unter der Perspektive des Gattungsinteresses an der Überwindung von Leid, Krankheit und Mühsal. Die Behauptung der zivilisatorischen Zähmung der Natur gegen ihre destruktiven Kräfte gehört zu den Bedingungen des Wohlergehens und der friedlichen Kooperation. Ohne Überwindung von extremer Knappheit wäre nicht einmal Spielraum für die meisten der Menschenrechte. Die Dienlichkeit der natürlichen Formen und Prozesse liegt etwa in ihrer Eignung für Kultivierung, Steigerung von Fruchtbarkeit und Heilung, seit langem schon in der Aneignung genetischer Potenziale für Arzneimittel. Ob die ästhetische Perspektive eine Einübung in ein interesseloses Freigeben der Natur ist oder doch auf interessante Erlebnisse zielt, kann hier nicht weiter erörtert werden. Der Eigenwert der Natur wird aber respektiert, wenn genetische Vielfalt, Mannigfaltigkeit der Lebensformen, Individualisierung und Bereiche ungesteuerter Evolution als Selbstzweck behandelt werden. Zugleich kann Evolution insofern als gut betrachtet werden, als in ihr viele vom Menschen unabhängige Güter für ihn und andere Lebewesen realisiert werden. Auch das ist noch eine menschliche Perspektive auf die Natur, aber eine, in der die ethische Distanz zu den Eigeninteressen ausgeweitet wird auf die Distanz zu Gattungsinteressen.

Was das für konkrete Richtungsentscheidungen der modernen Technologie bedeutet, muss jeweils öffentlich und interdisziplinär herausgefunden werden. Aus den erwähnten Werten der Natürlichkeit folgen durchaus spezifischere Maße: aus der spontanen natürlichen Individualisierung etwa enge Grenzen für Klonierung, Gentechnik oder synthetische Biologie. Natur als Maß verlangt weder Nachahmung noch Tabuisierung, aber Respekt und Bewahrung von Grundzügen der Natürlichkeit – solcher, die allem Leben förderlich sind, aber auch einiger, die dem Menschen gegenüber gleichgültig sind.

Literatur

Bertalanffy, Ludwig von (1953): Biophysik des Fließgleichgewichts. Einführung in die Physik offener Systeme und ihre Anwendung in der Biologie, Braunschweig.

Breuer, Stefan (2008): Die Völkischen in Deutschland. Kaiserreich und Weimarer Republik, Darmstadt.

Cowen, Tylor (2008): Public Goods, in: The Concise Encyclopedia of Economics, Library of Economics and Liberty, http://www.econlib.org/library/Enc/PublicGoods.html (abgerufen am 27.04.2018).

Dreier, Horst (2018): Staat ohne Gott. Religion in der säkularen Moderne, München.

Engels, Jens Ivo (2017): Ökologiebewegung, in: Ott/Dierks/Voget-Kleschin 2017, 94–98.

Habermas, Jürgen (1991): Erläuterungen zur Diskursethik, Frankfurt a.M.

Heidegger, Martin (1954): Die Frage nach der Technik, in: ders.: Vorträge und Aufsätze, Teil I, Pfullingen, 13–44.

Hofmann, Hasso (1995a): Natur und Naturschutz im Spiegel des Verfassungsrechts, in: ders.: Verfassungsrechtliche Perspektiven. Aufsätze aus den Jahren 1980–1994, Tübingen, 406–440.

Hofmann, Hasso (1995b): Technik und Umwelt, ebd., 441–475.

Janich, Peter / Gutmann, Mathias / Prieß, Katrin (Hrsg.) (2001): Biodiversität. Wissenschaftliche Grundlagen und gesellschaftliche Relevanz (Wissenschaftsethik und Technikfolgenbeurteilung 10), Berlin u.a.

Jollimore, Troy (2017): Impartiality, in: Stanford Encyclopedia of Philosophy (Winter Edition), hrsg. von Edward N. Zalta, https://plato.stanford.edu/entries/impartiality/ (abgerufen am 26.04.2018).

Jonas, Hans (1979): Das Prinzip Verantwortung. Versuch einer Ethik für die technologische Zivilisation, Frankfurt a.M.

Kant, Immanuel (1790): Kritik der Urteilskraft, in: ders.: Werke, Akademie Textausgabe, Bd. V, Berlin 1968.

Kant, Immanuel (1797): Metaphysik der Sitten, ebd., Bd. VI, Berlin 1968.

Müller-Salo, Johannes (2017): Historische Erfahrung und wertende Interpretation, in: Matthias Hoesch / Sebastian Laukötter (Hrsg.): Natur und Erfahrung. Bausteine zu einer praktischen Philosophie der Gegenwart, Münster, 175–193.

Nagel, Thomas (1986): The View from Nowhere, New York/Oxford (dt.: Der Blick von nirgendwo, übers. von Michael Gebauer, Frankfurt a.M. 1992).

Ott, Konrad / Dierks, Jan / Voget-Kleschin, Lieske (Hrsg.) (2017): Handbuch Umweltethik, Stuttgart.

Ott, Konrad (2017a): Geschichte der Nachhaltigkeitsidee, ebd., 62–66.

Ott, Konrad (2017b): Naturschutzgeschichte Deutschlands, ebd., 67–76.

Radkau, Joachim (2011): Die Ära der Ökologie. Eine Weltgeschichte, München.

Rosa, Hartmut (2005): Beschleunigung. Die Veränderung der Zeitstrukturen in der Moderne, Frankfurt a.M.

Schäfer, Lothar (1993): Das Bacon-Projekt. Von der Erkenntnis, Nutzung und Schonung der Natur, Frankfurt a.M.

Scholz, Oliver R. (2018): Nachgedanken zu Nachtgedanken: Die *Dialektik der Aufklärung* im Rückblick, in: Sonja Lavaert / Winfried Schröder (Hrsg.): Aufklärungs-Kritik und Aufklärungs-Mythen. Horkheimer und Adorno in philosophiehistorischer Perspektive, Berlin/Boston, 53–81.

Siep, Ludwig (2004): Konkrete Ethik. Grundlagen der Natur- und Kulturethik, Frankfurt a.M.

Siep, Ludwig (⁴2010): Wozu Metaphysik der Sitten? Bemerkungen zur Vorrede der *Grundlegung*, in: Otfried Höffe (Hrsg.): Kants *Grundlegung zur Metaphysik der Sitten*. Ein kooperativer Kommentar, Frankfurt a.M., 31–44.

Siep, Ludwig (2017): Braucht die moderne Ethik einen umfassenden Begriff des Guten?, Jahrbuch für Wissenschaft und Ethik 22, 7–31.

Steinberg, Rudolf (1998): Der ökologische Verfassungsstaat, Frankfurt a.M.

Tomasello, Michael (2017): Eine Naturgeschichte der Moral, Berlin.

Uekötter, Frank (2017): Umweltschutz, in: Ott/Dierks/Voget-Kleschin 2017, 90–94.

Walsh, Bryan (2017): New Natural Selection: How Scientists Are Altering DNA To Genetically Engineer New Forms Of Life, Newsweek, 29. Juni, http://www.newsweek.com/2017/07/07/natural-selection-new-forms-life-scientists-altering-dna-629771.html (abgerufen am 26.04.2018).

Wright, Georg Henrik von (1963): The Varieties of Goodness, New York.

Zilsel, Edgar (1976): Die sozialen Ursprünge der neuzeitlichen Wissenschaft, hrsg. von Wolfgang Krohn, Frankfurt a.M.

Rüdiger Lux

Gott als Maß menschlichen Handelns
Eine biblische Orientierung

»Die Menschen haben in der wissenschaftlich-
technischen Zivilisation das ›Augenmaß‹ für jene
Gleichgewichtsverhältnisse verloren, die für sie
Existenzbedingung sind.«[1]

1. Maß und Mitte

Wenn diese Zeitdiagnose von Georg Picht zutreffen sollte, dann
wäre nichts dringlicher als sich über Maß und Mitte zu verständi-
gen, die Leben ermöglichen und nicht gefährden. Wie aber findet
der Mensch zum rechten Maß, das dem Leben dient? Welcher
Maßnahmen bedarf es? Und woher nimmt eigentlich der Mensch
seine Maße? Picht hat in diesem Zusammenhang auf einen doppel-
ten Gebrauch des Begriffes »Maß« hingewiesen. Im Rahmen unseres wissenschaftlich-technischen Handelns vermisst der Mensch
die Welt. Das geschieht in der Art und Weise, dass er das zu mes-
sende Objekt vorherbestimmt, indem er es aus der Fülle der Phänomene ausgrenzt und es mit seinen Messinstrumenten, denen all-
gemeingültige Maßeinheiten oder Maßstäbe zugrunde liegen, vermisst. Er legt gleichsam *von außen* ein Maß an die Welt an.

Davon unterscheidet Picht einen Begriff des Maßes, das nicht an
die zu messenden Phänomene angelegt wird, sondern *in ihrem Inneren* bereits vorgegeben ist. Dabei geht es weniger um normierte

---

[1] Picht 1979, 419.

Messwerte als vielmehr um das den Dingen eigene Maß, in dem
diese existieren und sich in das Gesamt der Welt- und Lebensord-
nung fügen. Es geht um die rechten Verhältnisse und Proportionen
der ganz unterschiedlichen Dinge und Kräfte zueinander sowie um
die Bedingungen, die erfüllt sein müssen, dass sie in ihrer Unter-
schiedlichkeit und Gegensätzlichkeit überhaupt miteinander existieren können. Die wichtigste Bedingung für Konvivenz ist dabei
die Herstellung und Bewahrung eines Gleichgewichts, das zwischen ihnen besteht. Immer wenn das den unterschiedlichen Phä-
nomenen eigene Maß über- oder auch unterschritten wird, kommt
es zu einer gefährlichen Störung des Gleichgewichts, der inneren
Ordnung unseres Lebenshauses Erde. Nach Picht sind deshalb
Maße in diesem zweiten Sinne

> »Elemente der Ordnung eines *Oikos*[2]. Ein Gebäude hat dann die
> rechten Maße, wenn es dem Leben, das seinem Schutze anvertraut
> ist, eine Ordnung gibt, in der es gedeiht. Untersucht man die
> Ordnungen des Lebens, so geht es immer um den Ausgleich
> einander widerstrebender Tendenzen und Kräfte. Es geht um die
> Herstellung von Gleichgewichten zwischen dynamischen Verhält-
> nissen, in denen sich die Rhythmik der Lebensvorgänge gestaltet.«[3]

Wodurch aber kommt es zum Konflikt, zu Gleichgewichtsstörun-
gen zwischen diesen inneren Maßen und Ordnungen unseres Lebenshauses und dem Handeln des Menschen? Dadurch, dass wir
die Dinge im Rahmen unserer wissenschaftlich-technischen Zivilisation nicht nur daran messen, was sie von sich aus sind, sondern
immer zugleich auch daran, wozu sie zu gebrauchen sind. Die
»Dinge an sich« verwandeln sich unter dem messenden, taxieren-
den Blick des Menschen in »Gebrauchsdinge«. Und dadurch wird
eine eigene Dynamik in Gang gesetzt. Da der grundsätzlich der
Nahrung, der Kleidung und des Schutzes bedürftige Mensch in seiner Begehrlichkeit immer mehr gebrauchen kann als das, was ihm

---

[2] Griechische und hebräische Begriffe werden aus satztechnischen Gründen
in einer vereinfachten Umschrift wiedergegeben.
[3] Picht 1979, 420.

zur Befriedigung seiner Bedürfnisse eigentlich nottut, steht er in ständiger Versuchung, das rechte Maß der Dinge sowie seiner selbst zu verkennen. Gleichzeitig geben ihm die Möglichkeiten von Wissenschaft und Technik diejenigen Instrumente in die Hand, sein Begehren nach dem Brauchbaren immer weiter zu steigern und dabei jedes Maß zu verlieren. *Homo faber* ist auf Adipositas programmiert. Oder mit den Worten von Georg Picht:

>»Das Messen des Menschen beginnt die Erkenntnis der Maße zu überwuchern. [...] Aus diesem unaufhaltsamen Prozeß läßt sich lernen, daß die immanente Maßlosigkeit der Bedürfnisse, der Ansprüche und der Begierden zur Zerstörung der *Oikoi* und damit auch zur Selbstzerstörung der von ihnen angetriebenen Individuen führt; es läßt sich lernen, daß das menschliche Leben an die Einhaltung von Maßverhältnissen gebunden ist, die menschlicher Verfügungsgewalt entzogen sind und von den Menschen selbst nicht gesetzt werden können. Die Erhaltung der Menschen hängt dann davon ab, ob sie fähig sind, die ihnen unverfügbaren Maßverhältnisse der Natur zu erkennen und sich in sie zu schicken.«[4]

Kann die Bibel Israels und der Kirche in diesem Grundkonflikt zwischen der Maßlosigkeit unserer Bedürfnisse und den den Dingen immanenten, eigenen Maßen zu einer Orientierungshilfe werden, die zur Wiederherstellung eines aus den Fugen geratenen Gleichgewichtes beiträgt? Nein und Ja! *Nein*, wenn wir von den antiken Texten kurzschlüssig Antworten auf Probleme erwarten, die sich ihren Verfassern und Lesern so noch gar nicht stellten. *Ja*, wenn wir es lernen, sie als Modelle zu verstehen, die das Bemühen erkennen lassen, auf dem Hintergrund ihrer eigenen Lebensbedingungen und Lebenserfahrungen die inneren Maße der Welt und ihres Lebens wahrzunehmen und ihnen gerecht zu werden. Modelle also, die angesichts heutiger Herausforderungen durch Wissenschaft und Technik nicht einfach übertragbar sind, aber ein Orientie-

---

[4] Ebd., 422f.

rungspotenzial für ein maßvolles menschliches Handeln zur Debatte stellen.

2. Der Mensch als *imago Dei*

Am Anfang der Bibel Israels findet sich der sogenannte erste Schöpfungsbericht (Gen 1,1–2,4a). Wir verdanken ihn nach allem, was man wissen kann, gelehrten Priesterkreisen aus dem ausgehenden 6. oder 5. Jahrhundert v.Chr. Die Autoren und ersten Leser des Textes kannten die von unserer wissenschaftlich-technischen Zivilisation immer wieder vollzogene Unterscheidung zwischen Wissen und Glauben noch nicht.[5] Die Welt als Schöpfung war für sie mangels alternativer Welterklärungsmodelle weniger ein Glaubenssatz als vielmehr ein Ausdruck des priesterlichen Wissens von der Welt und ihren Maßen, das sich nicht nur auf ältere religiöse Überlieferungstraditionen berief, sondern ganz selbstverständlich auch auf das naturkundliche Wissen ihrer Zeit.[6] Nach diesem Schöpfungsbericht erschafft der Schöpfer aus dem Urchaos heraus Himmel und Erde als einen *Oikos*, ein Lebenshaus[7] für Pflanzen, Tiere und Menschen, denen er die entsprechenden Lebensräume und Lebensrhythmen zuweist. Dabei läuft das gesamte Gefälle der einzelnen Schöpfungswerke auf den Menschen als letztes Geschöpf am 6. Schöpfungstag zu. Innerhalb des Lebenshauses Schöpfung kommt ihm eine Sonderstellung zu:

> »Und Gott sprach: Lasst uns Menschen machen als unser Bild, das uns gleicht, damit sie herrschen über die Fische des Meeres und über die Vögel des Himmels und über das Vieh und die ganze Erde

---

[5] Siehe dazu die aufschlussreiche Analyse zum Verhältnis von Glaube und Wissen von Gerhardt 2016, der auf das bleibende Aufeinanderangewiesensein beider Formen der Weltwahrnehmung hingewiesen hat.

[6] So schon Westermann 1971, 14.

[7] Zur Metapher der geschaffenen Welt als »Lebenshaus« siehe Löning/Zenger 1997, 142ff.

und über das Gewürm, das auf der Erde kriecht. Und Gott schuf den Menschen als sein Bild, als Bild Gottes schuf er ihn, männlich und weiblich schuf er sie. Und Gott segnete sie und sprach zu ihnen: Seid fruchtbar und mehret euch und füllet die Erde und macht sie euch untertan und herrscht über die Fische im Meer und über die Vögel des Himmels und über alles Lebende, das auf der Erde kriecht.« (Gen 1,26–28)

Diese Sonderstellung wird schon durch die pluralische Selbstaufforderung des Schöpfers »Lasst uns Menschen machen ...« hervorgehoben. Selbst wenn in der Formulierung wie durch ein Palimpsest noch eine polytheistische Vergangenheit hindurchschimmern sollte, so wurde der Plural, wie der Fortgang des Textes zeigt, einer monotheistischen *interpretatio israelitica* unterworfen und als *pluralis maiestatis* verstanden. Gott ruft in sich gleichsam alle schöpferischen Kräfte dazu auf, in einem unvergleichlichen Akt der Kreativität sein letztes Werk, den Menschen, ins Leben zu rufen. Dabei nimmt er – um im Bild zu bleiben – Maß an sich selber. Er macht ihn in seiner Doppelgestalt als Mann und Frau zu seinem *zäläm*, seinem *Bild/Abbild*, das ihm gleicht. Als »lebendige Statue Gottes«[8] soll er seinen himmlischen Schöpfer auf der Erde repräsentieren.

Diese *imago-Dei*-Vorstellung ist keine Erfindung Israels. Vielmehr wurde sie aus der mesopotamischen und ägyptischen Königsideologie übernommen.[9] Danach wurden die Könige als Söhne und Abbilder der himmlischen Götter verehrt. In ihrem Auftrag herrschten sie über Länder und Völker und sorgten damit für die Durchsetzung der göttlichen Weltordnung, für Gerechtigkeit im Inneren sowie für den Schutz ihrer Untertanen vor fremden Feinden und jederlei Gefahr. Erst auf diesem Hintergrund wird überhaupt deutlich, warum die biblischen Autoren das *imago-Dei*-Konzept mit dem Handlungsauftrag an den Menschen verbunden haben, über die Tierwelt und die Erde zu herrschen. Beim Men-

---

[8] Vgl. dazu Janowski 2008.
[9] Siehe dazu die wichtige Studie mit einer umfangreichen Materialsammlung von Schellenberg 2011 und Lux 2017c.

schen als dem Bild Gottes geht es nicht um die Übertragung äußerer Maße oder Proportionen der Gottheit auf den Menschen, die ihn zu einem theomorphen Abbild seines Schöpfers machen würden. Vielmehr verband sich mit seiner Erschaffung eine besondere Absicht, nämlich der Auftrag zum *dominium terrae*, zur Herrschaft über die Tiere und die Erde. In diesem Herrschaftsauftrag, der ja zugleich auch die Handlungslegitimation und Handlungskompetenz impliziert, ist das *tertium comparationis* zwischen dem Schöpfer und seinem Geschöpf »Mensch« zu suchen. Sein Herrschen und Handeln macht ihn zum *imago Dei* und nicht die äußere Gestalt.[10] Ob der Mensch dem Maßstab seines Schöpfers genügt, das erweist sich in seinem Handeln.

So sehr nun dieses Konzept auf seinen altorientalischen Vorbildern aufbaut, so weist es doch in Israel zwei bemerkenswerte Eigenheiten auf, die es von diesen unterscheiden: Erstens wurde es enthierarchisiert und universalisiert.[11] Nicht nur die Könige sind als Herrscher irdische Repräsentanten der Götter, sondern jeder Mensch wurde »nur wenig niedriger gemacht als Gott sowie mit Ehre und Herrlichkeit gekrönt« (Ps 8,7). Im *imago-Dei*-Konzept Israels geht es also nicht um den *menschlichen König* als Herrscher und Mandatar Gottes, sondern um den *königlichen Menschen* als solchen. Der Schöpfer wird zum Maß, an dem sich nicht nur Pharaonen und Könige abarbeiten, sondern jeder Mensch. Das hatte, worüber noch zu reden ist, für die theologische Sicht des weltlichen Königtums in Israel eine erhebliche Bedeutung.

Auf die zweite Eigenheit der israelitischen *imago-Dei*-Vorstellung, die sich daraus ergibt, wird seltener hingewiesen. Das *dominium terrae*, mit dem der Mensch betraut wird, bezieht sich auf die Tiere und die Erde, nicht aber auf den Menschen selbst. Der

---

[10] Mit Groß 1981, 259; Zenger 1983, 90; Janowski 2008, 152f. u.a.

[11] In diesem Kontext wurde immer wieder von einer »Demokratisierung« der *imago-Dei*-Vorstellung gesprochen, ja von einer antiroyalistischen Stoßrichtung der Priesterschrift. Zur Problematik dieser Perspektive siehe Janowski 2008, 150.

Mensch bleibt der Herrschaft des Menschen entzogen und allein der Herrschaft seines Schöpfers unterstellt.[12] Was bedeutet das für menschliches Herrschen und Handeln in biblischer Perspektive? Alles, was ist, das ist dem Menschen vorgegeben, einschließlich seines eigenen endlichen Lebens. Und alles Gegebene hat Maße und Grenzen, in denen sich menschliches Handeln vollzieht. Der Mensch ist daher lediglich der Verwalter, nicht aber der Schöpfer dessen, was ihm anvertraut worden ist. Denn so, wie das Abbild nicht zu seinem Meister werden kann, der es geschaffen hat, so auch das Geschöpf nicht zum Schöpfer. Dass sich das göttliche Schaffen vom menschlichen Handeln an und mit dem Geschaffenen grundsätzlich unterscheidet, haben die priesterschriftlichen Autoren damit deutlich gemacht, dass sie für Gottes Schöpfertätigkeit ein eigenes Verb (*bara'* = *schaffen*) reserviert haben, das nur ihn zum Subjekt hat.[13] Nicht nur am Schöpfer selbst, sondern auch an dem von ihm Geschaffenen findet daher menschliches Handeln seine Grenze. Als Verwalter darf er über die Erde als den ihm zugewiesenen Lebensraum verfügen. Er darf ihn in Gebrauch nehmen. Mit einer einzigen Ausnahme, eben der des Menschen selbst. Gerade weil er den Mitmenschen zum Leben braucht wie die Luft zum Atmen, darf der Mensch für den Menschen niemals zum Ge- und Verbrauchsgegenstand werden, der seiner totalen Verfügungsgewalt unterliegt. Da gilt es, sich in Selbstbescheidung anstelle von Selbstoptimierung zu üben.

---

[12] Das ändert sich erst in der der priesterschriftlichen Schöpfungserzählung nachgestellten Paradieserzählung, die wahrscheinlich aus älterer Zeit stammt. Nach Gen 3,16 soll der Mann über die Frau »*herrschen*« (*maschal*). Allerdings ist das im gegenwärtigen Lesezusammenhang bereits eine Folge des menschlichen Ungehorsams gegen Gott und erscheint im Lichte der später vorangestellten priesterschriftlichen Schöpfungsordnung als eine bedauerliche, aber notwendige Korrektur der ursprünglichen Schöpfungsordnung in Gen 1,27, die zwar dem patriarchalen Selbstverständnis geschuldet eine Vorordnung des Mannes vor der Frau, aber nicht deren Unterordnung unter ihn zum Ausdruck bringt. Vgl. dazu auch Keel/Schroer 2002, 148.

[13] Siehe dazu Bergman u.a. 1973.

3. Das *dominium-terrae*-Konzept

Daraus aber ergibt sich die Frage, welche Vorstellung vom Herrschen eigentlich dem *dominium-terrae*-Konzept zugrunde liegt. Im Hebräischen wird es durch die Verben *radah* (*herrschen/niedertreten*) und *kabasch* (*betreten/erobern/unterwerfen*) zum Ausdruck gebracht. Beide Begriffe sind nicht frei von der Konnotation eines machtvollen und mitunter auch gewaltsamen Eingreifens und Handelns des herrschenden, niedertretenden oder unterwerfenden Subjekts gegenüber den Objekten der Herrschaftsausübung.[14] Das hat dazu geführt, dass das mit dem *imago-Dei*-Motiv verbundene *dominium-terrae*-Konzept in der Umwelt- und Ökologie-Bewegung in Verruf geraten ist. Seine Wirkungsgeschichte sei nach Carl Amery mitverantwortlich für die »gnadenlosen Folgen des Christentums«.[15] Mit dem Artensterben, der Ausbeutung der natürlichen Ressourcen, der verheerenden Umweltverschmutzung und der Klimaproblematik stehe dem gekrönten, königlichen Mensch eine selbst verschuldete Katastrophe apokalyptischen Ausmaßes bevor. War mit dem biblischen Herrschaftsauftrag, der an den Menschen erging, diese Maßlosigkeit seines Handelns an seiner natürlichen Um- und Mitwelt vorprogrammiert?

Immer wieder hat es apologetische Versuche gegeben, die Bedeutung der beiden hebräischen Verben zu pazifizieren und sie mit dem fürsorgend-pflegerischen Handeln des Hirten in Verbindung zu bringen.[16] Obwohl die Semantik beider Verben eine solche Pazifizierung nur schwer hergibt, enthalten diese Deutungsversuche doch auch ein Wahrheitsmoment, das etwas mit der Herkunft des einschlägigen Vorstellungskomplexes aus der altorientalischen Königsideologie zu tun hat. Denn auch die Könige des Alten Orients trugen als Herrscher häufig den Ehrentitel des »guten Hirten« ih-

---

[14] Vgl. dazu Wagner 1984, 54ff., und Zobel 1993, 352ff.
[15] Amery 1972.
[16] Koch 1983 sowie Zenger 1983, 95.

rer Untertanen.[17] Ihr Regiment diente daher sowohl der gewaltsamen Gefahrenabwehr als auch der Fürsorge für die ihnen anvertrauten Völker und Länder, die in ständiger Konvivenz und Konkurrenz um Lebensräume und Ressourcen miteinander gerungen haben. Zur Regelung der dabei nicht ausbleibenden Reibungen und Konflikte sowie zur Wiederherstellung gestörter Gleichgewichte bedurfte es nicht nur der Leitung und Führung, sondern immer auch des machtvollen Handelns, das – wenn es sein musste – gewaltsames Vorgehen einschloss.

Dieses königsideologisch fundierte Konzept von Herrschaft wurde in Gestalt des Auftrags zum *dominium terrae* auf das Mensch-Natur-Verhältnis übertragen. Nicht nur das soziale und politische Miteinander von Menschen und Völkern bedarf einer starken, ordnenden Hand, sondern auch das Verhältnis des Menschen zu den Tieren als seinen Mitgeschöpfen und zur Erde. Denn die vom Schöpfer dem Chaos abgerungene Weltordnung[18] sowie die Erstellung von Lebens- und Nahrungsräumen und ihre Zuweisung an Tiere und Menschen bedurfte der Gestaltung und ständigen Erneuerung, um nicht in chaosartige Zustände zurückzufallen.[19] Land und Tiere wurden nicht nur, aber auch an ihrem Gebrauchswert gemessen und dem Menschen durch Domestizierung und Kultivierung dienstbar gemacht. Die dadurch entstandenen Kulturräume galt es vor dem Übergriff einer ungezähmten Natur zu schützen. Dieses Motiv von Göttern und Königen als »Herren der Tiere«, das in Gen 1,26–28 auf den Menschen übertragen wurde, ist in der altorientalischen Ikonographie breit belegt.[20] Dabei geht es immer um die Austarierung des Gleichgewichts zwischen Kultur und Natur, um Hege und Pflege einerseits sowie um Kampf und Gefahrenabwehr andererseits.

---

[17] Vgl. Seibert 1969; Maul 1999; Hunziker-Rodewald 2001 sowie Selz 2001.
[18] Vgl. dazu Bauks 1997.
[19] So auch Janowski 2008, 154ff.
[20] Vgl. Rüterswörden 1993, 109ff., und Neumann-Gorsolke 2012 sowie Lux 2017c, 272ff.

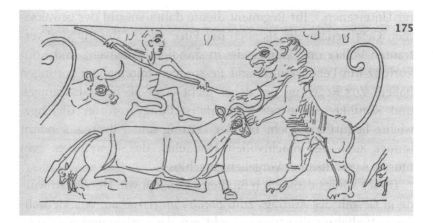

175

Abb. 1: Rollsiegel aus dem 3. Jahrtausend v. Chr. aus dem Iran: Ein Speerkämpfer verteidigt eine kalbende Kuh gegen einen Löwen.[21]

Hinter diesem Konzept stand kein romantisierendes, von Harmonie und Idylle geprägtes Naturverständnis. Vielmehr wurde es dem Menschen zugetraut und zugemutet, als Abbild Gottes und Verwalter des Lebenshauses Erde dafür zu sorgen, dass die vorgegebenen Maße der Lebens- und Nahrungsräume zwischen Mensch und Tier im Gleichgewicht blieben.

In der menschlichen Wahrnehmung des *dominium terrae* hat es seither allerdings eine erhebliche Kräfteverschiebung zwischen Mensch und Umwelt, Kultur und Natur gegeben. Überwog in biblischer Zeit das Gefährdungspotenzial, das die Natur für den Menschen darstellte (wilde Tiere, Dürre, Hunger, Seuchen), so ist inzwischen das Gefährdungspotenzial, das der Mensch für die Natur darstellt und damit auch für sich selbst, durch die enorme Ausweitung des wissenschaftlich-technischen Instrumentariums der Weltbeherrschung in unvergleichlichem Maße angestiegen. War menschliches Handeln im biblischen *dominium-terrae*-Konzept expansiv darauf ausgerichtet, der übermächtigen Natur immer größere Parzellen des Kulturlandes durch Domestizierung der Tiere

---

[21] Quelle: Schroer/Keel 2005, 277.

und Ackerbau abzuringen und dadurch ein Gleichgewicht zwischen Natur und Kultur auszubalancieren, so wäre heute das Gegenteil gefordert: Maßhalten, Rücknahme und Selbstbeschränkung menschlicher Eingriffe in die Natur mit dem Ziel der Wiederherstellung eines ausgewogenen Gleichgewichts zwischen beiden Lebensbereichen. Schon die biblische Überlieferung kannte das Geheimnis der periodischen Selbstrücknahme und Selbstbeschränkung menschlichen Handelns gegenüber der Natur, wenn man zum Beispiel an die Bestimmungen zum Sabbat und Sabbatjahr denkt (Ex 23,10–13; Lev 25,3–7), das Gebot zum Schutz der Vogelmutter (Dtn 22,6f.) oder das Verbot von Baumfrevel im Rahmen von Kriegshandlungen (Dtn 20,19).[22] Nicht die Zivilisierung und Kultivierung weiterer Naturräume scheint heute das Gebot der Stunde zu sein, sondern eher umgekehrt die Renaturierung einer aus den Fugen geratenen Zivilisationskultur.

Diese Selbstbegrenzung menschlichen Handelns ist allerdings nicht notwendig mit Wissenschafts- und Technikfeindlichkeit verbunden. Sie fordert uns ganz im Gegenteil dazu heraus, all unseren wissenschaftlich-technischen Sachverstand darauf zu richten, die inneren Maße, Dynamiken und Selbstorganisationsprozesse der Natur immer besser kennenzulernen und vor einer Zerstörung zu bewahren. Was nottut, das ist daher eine den vorgegebenen inneren Maßen unseres Lebenshauses Erde entsprechende Zivilisierung unserer wissenschaftlich-technischen Zivilisation. So, wie nach Friedrich II. der König der erste Diener des Staates sein sollte, so steht der königliche Mensch heute vor der Aufgabe, das biblische Mandat des *dominium terrae* als den vornehmsten Dienst am uns allen vorgegebenen Lebenshaus Erde wahrzunehmen. Wenn sich der Weltherrscher Mensch in diesem Sinne als ein Diener an der Welt verstehen lernt, dann fallen Weltdienst und Gottesdienst im menschlichen Handeln zusammen. Ein solcher Mentalitätswandel dürfte sich aber kaum von selbst einstellen. Vielmehr bedarf er der

---

[22] Vgl. zu dem gesamten Komplex Hüttermann 2002.

Implantierung und Steuerung im sozialen Miteinander. Denn er betrifft ja nicht nur das Mensch-Natur-Verhältnis, sondern auch die gesellschaftlichen Dynamiken, Gleich- und Ungleichgewichte. Und damit stellt sich die Frage nach den unterschiedlichen gesellschaftlichen Herrschaftskulturen, ihren Möglichkeiten und Grenzen.

4. Herrschen und Dienen

Da das *imago-Dei*-Konzept in der altorientalischen Königsideologie verankert ist, konzentrieren sich die folgenden Überlegungen lediglich auf diese Ebene der politischen Organisationsform Israels. Gen 1 und mit ihm die Priesterschrift entstanden in einer Zeit, in der das israelitische Königtum bereits Geschichte war. Mit dem Ende des neubabylonischen Reiches und dem Beginn der Perserherrschaft unter Kyros II. (539/38 v.Chr.) öffnete sich jedoch ein Zeitfenster für die Möglichkeit einer sukzessiven Rückkehr aus dem Exil sowie einer begrenzten Restauration des jüdischen Gemeinwesens in Jerusalem und seinem Umland. Und obwohl alle Versuche scheiterten, Serubbabel als neuen Davididen auf dem Thron in Jerusalem zu installieren, verband man mit dem Regimewechsel die Nötigung zu einer Neuordnung der inneren Angelegenheiten in einer eigenständigen Provinz Jehud, der von den persischen Reichskönigen weitreichende Autonomie in religiösen und rechtlichen Angelegenheiten zugestanden wurden.

Für die Vertreter des Deuteronomismus[23] war eine derartige Neuorientierung des jüdischen Gemeinwesens allerdings nicht

---

[23] Die Deuteronomisten waren neben den Vertretern der priesterschriftlichen Theologie die zweite wichtige theologische »Denkschule« in der Zeit des Exils und danach, die eine eigene am Deuteronomium orientierte charakteristische Geschichtstheologie vertrat, die sich vor allem in der Redaktion des Pentatuchs, der Bücher Josua bis 2. Könige (Deuteronomistisches Geschichtswerk [DtrG]) sowie in den Prophetenbüchern Jeremia und Ezechiel niedergeschlagen hat. Vgl. dazu den informativen Artikel von Römer 2013.

ohne einen kritischen Rückblick auf die eigene Geschichte sowie die Einsicht in eigene Schuld zu haben. Und dabei stand vor allem die Institution des israelitischen Königtums als politische Handlungsebene im Fokus des Interesses und der Kritik. Die Geschichtstheologie der Deuteronomisten folgte dem im weisheitlichen Denken verankerten Postulat des »Tun-Ergehen-Zusammenhangs« (TEZ),[24] wonach es eine Entsprechung zwischen den menschlichen Taten und ihren jeweiligen Folgen gibt, die diese für den Täter haben. Das Tun des Guten hat auch ein gutes Ergehen zur Folge, das des Bösen ein böses Ergehen. Danach gibt es also so etwas wie ein inneres Maß, eine innere Ordnung des menschlichen Handelns, die einem Gerechtigkeitsparadigma folgt. Das weisheitliche Erfahrungswissen war sich natürlich auch darüber im Klaren, dass sich dieses dem menschlichen Handeln inhärente Gerechtigkeitsparadigma nicht automatisch und auch nicht in jedem Falle einstellt. Es hat das Wissen um das süße Leben der Strolche nicht ignoriert (vgl. Hi 12,6; Ps 73,12; Koh 6,15;8,10.14).[25] Und doch hat es gegen alle dem TEZ widersprechenden Erfahrungen an ihm festgehalten, weil er sich – wenn auch nicht absolut, so doch in Grenzen – immer wieder bewahrheitete. Gäbe man ihn als Ordnungsprinzip menschlichen Handelns auf, bedeutete das das Ende der Ethik als normativer Unterscheidungskunst von Gut und Böse. Das Wissen um die Grenzen des TEZ hat zu seiner Theologisierung geführt. Gerade weil er sich nicht in jedem Falle von selbst einstellen wollte, sah man in JHWH, dem Gott Israels, diejenige Instanz, die mitunter gegen allen menschlichen Augenschein über seiner Einhaltung wachte und ihn gegebenenfalls auch mit einer erheblichen Zeitverzögerung zum Zuge kommen ließ:

»Weil das Urteil über die böse Tat nicht sogleich vollstreckt wird, deshalb ist das Herz der Menschenkinder voll davon, Böses zu tun.« (Koh 8,11)

---

[24] Zur Plausibilität des Tun-Ergehen-Zusammenhangs, seiner Reichweite und seinen Grenzen siehe Rad 1970, 165ff.; Janowski 1999 und Freuling 2004.

[25] Siehe dazu Lux 2017a.

So bleibt dem Menschen zwischen seiner bösen Tat und dem ihr entsprechenden Ergehen eine Frist, sich zu besinnen, zu bereuen und umzukehren. Denn der Gott Israels hat kein Gefallen am Tod der Frevler, sondern daran, dass sie umkehren (Hes 18,23). Ja –

> »Barmherzig und gnädig ist JHWH,
> geduldig [*wörtl.* langsam zum Zorn] und von großer Güte.« (Ps 103,8)

Aber diese in der sogenannten »Gnadenformel«[26] gewährte Frist gilt es auch zu nutzen, denn Gott ist nicht nur langsam im Zorn, sondern auch »voller Kraft, der niemanden ungestraft lässt« (Nah 1,3).

Auf dem Hintergrund dieser theologischen Prämissen haben die deuteronomistischen Gelehrten die Geschichte des Königtums in Israel noch einmal Revue passieren lassen. Und dabei kamen sie zu dem Ergebnis, dass der Grundstein zum Scheitern des Königtums und damit zum Verlust der Eigenstaatlichkeit bereits mit dem Begehren Israels nach einem König, »wie ihn alle Völker haben«, gelegt worden sei. Im Verlangen nach einem irdischen König sahen sie einen Verrat am Königtum JHWHs (1 Sam 8,4–9). Daher galt das irdische Königtum allenfalls als ein Notinstitut, als ein Zugeständnis JHWHs an sein Volk, das allerdings von allem Anfang an vom Virus der Untreue gegen den himmlischen König befallen und daher dem Untergang geweiht war. Zwar gab es seine bedeutenden Vertreter wie David, der Juda und Israel einte (2 Sam 5,1–4) und als Kriegerherr zahlreiche Schlachten für sein Volk schlug (2 Sam 8), Salomo, den begnadeten Richter, paradigmatischen Weisen und Tempelbauer von Jerusalem (1 Kön 3;5,1–14;6–8), Hiskija und Joschija, die großen Reformkönige (2 Kön 18,1–6;23). Letztlich aber scheiterte das Königtum am 1. Gebot, an der Forderung nach der Alleinverehrung JHWHs als dem Herzstück deuteronomisch-deuteronomistischer Theologie.[27]

---

[26] Siehe zu der Formel in Ex 34,6; Num 14,18; Ps 86,15;103,8; Joel 2,13; Jona 4,2 Spieckermann 2001.

[27] Siehe dazu Schmidt/Delkurt/Graupner 1993, 39–58, und Köckert 2007, 48–55.

»Ich bin JHWH, dein Gott, der dich aus dem Land Ägypten, aus dem Knechtshaus geführt hat. Du sollst keine anderen Götter haben neben mir.« (Ex 20,2f.; Dtn 5,6f.)

Weil die Könige immer wieder »auf dem Weg des [unglückseligen] Jerobeam wandelten« und damit das Volk zur Abgötterei verführten (1 Kön 15,34; 16,2.19.26.31 u.ö.), deswegen fanden 400 Jahre Königtum ihr Ende. Der lange Atem der Geduld JHWHs war aufgebraucht, das Maß war voll, der Zusammenhang zwischen dem Tun und dem Ergehen wurde in Kraft gesetzt. Die Exklusivität JHWHs, sein Alleinverehrungsanspruch, wurde zum inneren Maß der Geschichte Israels und seiner Könige.

Wir haben es hierbei mit einem geschichtstheologischen Konstrukt der Krisenzeit zu tun.[28] Wichtigste Grundlage blieb dabei die Einsicht in die unaufhebbare Differenz zwischen dem zeitlich begrenzten Maß der weltlichen Königtümer und dem ewigen Königtum Gottes.[29] Wer JHWH allein König sein lässt, der widersteht allen maßlosen Versuchungen, sich selbst zum Gott zu erheben. Das 1. Gebot und der Monotheismus, der daraus hervorging, lässt Gott Gott und den Menschen Mensch sein. Genau mit dieser Einweisung in die inneren Maße menschlichen Herrschens und Handelns fällt für die deuteronomistische Theologie die Entscheidung für Freiheit oder Knechtschaft. Denn die Voraussetzung für die Forderung der Alleinverehrung JHWHs war ja in der Präambel des Dekalogs die Befreiung Israels aus der Knechtschaft in Ägypten. Mit dem Begehren nach einem König, »wie ihn alle Völker haben«, stand Israel in der Gefahr, genau diese Freiheit zu verspielen. Die Rechte des künftigen Königs, vor denen Samuel sein Volk warnt, sprechen für sich. Dabei geht es nicht nur um Sachrechte, sondern auch um Menschenrechte. Der Mensch wird im maßlosen Verlangen nach Herrschaft und Selbstoptimierung zum Gebrauchsgegenstand degradiert. Der König nimmt, was er braucht oder zu brauchen glaubt: die jungen Männer als Krieger und Knechte, die

---

[28] Vgl. dazu auch Lux 2017b.
[29] Vgl. dazu Janowski 1993 und Jeremias 1995.

Töchter als Mägde, die besten Äcker und Weinberge, Rinder, Esel und Kleinvieh für seine Getreuen und die Hofhaltung (1 Sam 8, 10–18). Alles irdische Königtum neigt dazu, jedes Maß des Herrschens zu verlieren. Vor dem deuteronomischen Königsgesetz, in dem man auf dem Hintergrund derartiger Erfahrungen mit dem realen Königtum in Israel ein ideales Königtum für die Zukunft entworfen hatte, konnte keiner der irdischen Könige bestehen. Danach sollte der König kein Fremder sein, sich nicht viele Rosse für den Krieg halten, nicht viele Frauen nehmen, dafür aber als erster Schriftgelehrter des Volkes täglich die Tora JHWHs studieren, damit er nicht nach rechts oder links von seinen Geboten weiche und sein Herz sich nicht über seine Brüder erhebe (Dtn 17,14–20).[30] Der ideale König herrscht durch Selbstrücknahme, maßvolle Lebensführung sowie das Studium der Tora. In ihr findet er den verlässlichen Maßstab für sein Handeln, der der göttlichen Weltordnung und seiner Gerechtigkeit entspricht. Deswegen ist der wahre Herrscher ein Diener seines Volkes, der dem Vorbild des Mose nacheifert, dem exemplarischen Propheten und »Knecht JHWHs«,[31] der sein Volk in die Freiheit führte.

Dass an diesem Ideal menschlichen Herrschens und Handelns nicht nur Israels Könige scheiterten, sondern darüber hinaus auch Israel als Volk, das war das nüchterne Fazit der deuteronomistischen Theologen. Vor der Tora, dem Maßstab Gottes für das menschliche Handeln, hatte bisher noch jede Generation versagt. Damit aber stellte sich am Ende die Frage, ob und wodurch es eigentlich ein Leben jenseits des Kreislaufes von Schuld und Strafe gibt, die vor allem den Psalmisten nicht zur Ruhe kommen ließ. Denn wenn jeder Mensch als *imago Dei* zum Herrschen berufen ist, dann betraf die Einsicht in die Geschichte des gescheiterten Kö-

---

[30] Vgl. Otto 2016, 1480–1489.
[31] So in Jos 1,7.13;8,31.33;11,12.15;22,2.4.5; 2 Kön 18,12;21,8 u.ö. Vgl. dazu Ringgren/Rüterswörden/Simian-Yofre 1986, 999ff.

nigtums eben nicht nur das politische Mandat der irdischen Herrscher. Vielmehr war ein jeder dazu aufgerufen, sein Vermögen und
Versagen selbstkritisch wahrzunehmen:

>>Wenn du, JHWH, Sünden anrechnest,
wer, Herr, wird dann bestehen?<< (Ps 130,3)

Eine Anthropologie, die sich auf den TEZ als eisernes Gesetz der
göttlichen Weltordnung und Gerechtigkeit beschränkt, die das Ergehen des Menschen allein mit der Elle seines Tuns misst, endet in
einer >>babylonischen Gefangenschaft<<. Denn im TEZ herrscht das
Dogma der Vergeltung. Das ist ein unaufgebbarer Grundsatz des
Rechts. Ohne Vergeltung der bösen Tat endete jeder Rechtsstaat im
Chaos. Aber es gibt tragische Verstrickungen des menschlichen Lebens und Handelns, Dimensionen der Schuld, denen kein Maß der
Vergeltung gerecht zu werden vermag. Momente, in denen Leben
nur noch möglich ist, wenn an die Stelle der Vergeltung Vergebung
tritt, an die Stelle der Maße des Rechts das Übermaß der Gnade
und Barmherzigkeit.

>>Wie könnte ich dich preisgeben, Efraim,
dich ausliefern Israel?
Wie könnte ich dich preisgeben wie Adma,
dich zurichten wie Zeboim?
Mein Herz hat sich in mir umgewandt,
mit Macht ist meine Reue entbrannt.
Ich kann meinen glühenden Zorn nicht vollstrecken,
kann Efraim nicht wieder verderben:
denn Gott bin ich, nicht Mensch,
in deiner Mitte der Heilige:
Ich lasse Zornesglut nicht aufkommen.<< (Hos 11,8–9)

Israel hat aus der Erfahrung heraus gelebt, dass der Gott der Vergeltung, der über dem TEZ wacht, sich um seines Volkes willen, um
des Lebens willen in seinem Inneren selbst überwindet und Gnade
vor Recht ergehen lässt. Denn das Königtum Gottes ist kein Regiment des Todes, sondern des Lebens.

Die neutestamentliche Überlieferung knüpft mit ihrer Rede von der Königsherrschaft Christi an diese Traditionslinie an. Er ist der »König Israels« (Mk 15,32; Joh 1,49) und » König aller Könige (1 Tim 6,15). Und ihm ist »alle Gewalt im Himmel und auf Erden gegeben« (Mt 28,18). Der König des Gottesreiches, das er verkündet hat, geht aber nicht im TEZ auf (Mt 6,33;12,28;19,24; Mk 1,15 u.ö.). Denn sein Reich »ist nicht von dieser Welt« (Joh 18,36). Die Könige der Welt herrschen – wenn es sein muss – mit dem Schwert. Das Maß ihres Regiments ist die Gerechtigkeit des TEZ, die Ordnung der Vergeltung. Christus aber regiert sein Reich durch das Wort der Vergebung. Als Petrus ihn fragt, wie oft er seinem Bruder vergeben müsse, ob siebenmal genug wäre, da antwortet er:»Ich sage dir: nicht siebenmal, sondern siebzigmal siebenmal« (Mt 18,21).

Er ist der König mit der Dornenkrone, der die maßlose irdische Gewalt lieber auf sich nimmt als ihr mit Gegengewalt zu begegnen (Mt 26,51f.). Und als ihn einer der Übeltäter, die mit ihm gekreuzigt wurden, verurteilt nach dem Gesetz des TEZ, darum bat, seiner zu gedenken, wenn er in sein Reich kommt, antwortete er:»Wahrlich ich sage dir. Heute wirst du mit mir im Paradiese sein« (Lk 23,43). Wenn Christus das Maß christlichen Handelns ist, dann besteht – um es mit den Worten unseres verstorbenen Akademiemitgliedes Hermann Dembowski zu sagen – die Christokratie in der Christodiakonie.[32] Im diakonischen Handeln hat die Praxis der Vergebung Vorfahrt vor der Praxis der Vergeltung, die Praxis des Dienens vor der Praxis des Herrschens, die Praxis der Selbsthingabe und Selbstrücknahme vor der Praxis der Selbstvergottung.

In der Lurianischen Kabbala, der jüdischen Mystik, gibt es den faszinierenden Gedanken des *Zimzum*, der Selbstrücknahme Gottes aus dem *Tehiru*, dem Urraum, auf sich selbst. Dadurch habe der Schöpfer, das unendliche Wesen, der vor aller Welt alles in allem war, überhaupt erst den Raum und den Platz geschaffen, dass etwas neben ihm und außer ihm sei, nämlich die geschaffene Welt.

---

[32] Vgl. dazu Dembowski 1969, 188ff.

Schöpfung nicht durch Emanation, Selbstentäußerung, sondern durch Selbstbeschränkung, Selbstrücknahme.[33] Was würde das für die *imago Dei* bedeuten, das Ebenbild Gottes, wenn es sich in seinem eigenen Herrschen und Handeln an dieser symbolischen Struktur des Herrschens und Handelns seines Schöpfers orientieren würde? Stehen wir heute in der Nachfolge Jesu mehr denn je vor der Wahl zwischen Selbstverwirklichung durch Selbstoptimierung oder Selbstverwirklichung durch Selbstbeschränkung?

Literatur

Amery, Carl (1972): Das Ende der Vorsehung. Die gnadenlosen Folgen des Christentums, Reinbek bei Hamburg.

Bauks, Michaela (1997): Die Welt am Anfang. Zum Verhältnis von Vorwelt und Weltentstehung in Gen 1 und in der altorientalischen Literatur (Wissenschaftliche Monographien zum Alten und Neuen Testament 74), Neukirchen-Vluyn.

Bergman, Jan, u.a. (1973): Art. *bara'*, in: Theologisches Wörterbuch zum Alten Testament (ThWAT), Bd. 1, Stuttgart u.a., 769–777.

Dembowski, Hermann (1969): Grundfragen der Christologie. Erörtert am Problem der Herrschaft Jesu Christi (Beiträge zur evangelischen Theologie 51), München.

Freuling, Georg (2004): »Wer eine Grube gräbt ...« Der Tun-Ergehen-Zusammenhang und sein Wandel in der alttestamentlichen Weisheitsliteratur (Wissenschaftliche Monographien zum Alten und Neuen Testament 102), Neukirchen-Vluyn.

Gerhardt, Volker (2016): Glauben und Wissen. Ein notwendiger Zusammenhang, Stuttgart.

Groß, Walter (1981): Die Gottebenbildlichkeit des Menschen im Kontext der Priesterschrift, Theologische Quartalschrift 161, 244–264.

Hunziker-Rodewald, Regine (2001): Hirt und Herde. Ein Beitrag zum alttestamentlichen Gottesverständnis (Beiträge zur Wissenschaft vom Alten und Neuen Testament 155), Stuttgart u.a.

---

[33] Siehe dazu Scholem 1977, 148–150, und Jonas 1987, 45ff.

Hüttermann, Aloys P. und Aloys H. (2002): Am Anfang war die Ökologie. Naturverständnis im Alten Testament, München.

Janowski, Bernd (1993): Das Königtum Gottes in den Psalmen. Bemerkungen zu einem neuen Gesamtentwurf, in: ders.: Gottes Gegenwart in Israel. Beiträge zur Theologie des Alten Testaments, Neukirchen-Vluyn, 148–213.

Janowski, Bernd (1999): Die Tat kehrt zum Täter zurück. Offene Fragen im Umkreis des »Tun-Ergehen-Zusammenhangs«, in: ders.: Die rettende Gerechtigkeit. Beiträge zur Theologie des Alten Testaments 2, Neukirchen-Vluyn, 167–191.

Janowski, Bernd (2008): Die lebendige Statue Gottes. Zur Anthropologie der priesterschriftlichen Urgeschichte, in: ders.: Die Welt als Schöpfung. Beiträge zur Theologie des Alten Testaments 4, Neukirchen-Vluyn, 140–171.

Jeremias, Jörg (1995): Königtum Gottes, in: Neues Bibel-Lexikon (NBL), Bd. 2, Zürich/Düsseldorf, 520–522.

Jonas, Hans (1987): Der Gottesbegriff nach Auschwitz. Eine jüdische Stimme, Frankfurt a.M.

Keel, Othmar / Schroer, Silvia (2002): Schöpfung. Biblische Theologien im Kontext altorientalischer Religionen, Göttingen/Fribourg.

Koch, Klaus (1983): Gestaltet die Erde, doch heget das Leben! Einige Klarstellungen zum *dominium terrae* in Genesis 1, in: Hans-Georg Geyer u.a. (Hrsg.): »Wenn nicht jetzt, wann dann?« Aufsätze für Hans-Joachim Kraus zum 65. Geburtstag, Neukirchen-Vluyn, 23–36.

Köckert, Matthias (2007): Die Zehn Gebote, München.

Löning, Karl / Zenger, Erich (1997): Als Anfang schuf Gott. Biblische Schöpfungstheologien, Düsseldorf.

Lux, Rüdiger (2017): Ein Baum des Lebens. Studien zur Weisheit und Theologie im Alten Testament (Orientalische Religionen in der Antike 23), hrsg. von Angelika Berlejung und Raik Heckl, Tübingen.

Lux, Rüdiger (2017a): »Denn es ist kein Mensch so gerecht auf Erden, dass er nur Gutes tue ...« Recht und Gerechtigkeit aus der Sicht des Predigers Salomo, in: Lux 2017, 97–117.

Lux, Rüdiger (2017b): Versprechen und Verheißung als Konstruktion von Geschichte. Überlegungen zur Gegenwartsbedeutung der biblischen Geschichtshermeneutik, in: Lux 2017, 234–249.

Lux, Rüdiger (2017c): Das Bild Gottes und die Götterbilder im Alten Testament, in: Lux 2017, 260–278.

Maul, Stefan M. (1999): Der assyrische König – Hüter der Weltordnung, in: Kazuko Watanabe (Hrsg.): Priests and Officials in the Ancient Near East, Heidelberg, 201–214.

Neumann-Gorsolke, Ute (2012): Wer ist der »Herr der Tiere«? Eine hermeneutische Problemanzeige (Biblisch-Theologische Studien 85), Neukirchen-Vluyn.

Otto, Eckart (2016): Deuteronomium 12,1–23,15 (Herders theologischer Kommentar zum Alten Testament), Freiburg u.a.

Picht, Georg (1979): Zum Begriff des Maßes, in: Constanze Eisenbart (Hrsg.): Humanökologie und Frieden, Stuttgart, 418–426.

Rad, Gerhard von (1970): Weisheit in Israel, Neukirchen-Vluyn.

Ringgren, Helmer / Rüterswörden, Udo / Simian-Yofre, Horacio (1986): Art. ʿabad, in: Theologisches Wörterbuch zum Alten Testament (ThWAT), Bd. 5, Stuttgart u.a., 982–1012.

Römer, Thomas (2013): Deuteronomismus, in: Internetlexikon WiBi-Lex, http://www.bibelwissenschaft.de/stichwort/16353/

Rüterswörden, Udo (1993): Dominium terrae. Studien zur Genese einer alttestamentlichen Vorstellung (Beihefte zur Zeitschrift für die alttestamentliche Wissenschaft 215), Berlin/New York.

Schellenberg, Annette (2011): Der Mensch, das Bild Gottes? Zum Gedanken einer Sonderstellung des Menschen im Alten Testament und in weiteren altorientalischen Quellen (Abhandlungen zur Theologie des Alten und Neuen Testaments 101), Zürich.

Schmidt, Werner H. / Delkurt, Holger / Graupner, Axel (1993): Die Zehn Gebote im Rahmen alttestamentlicher Ethik (Erträge der Forschung 281), Darmstadt.

Scholem, Gershom (²1977): Zur Kabbala und ihrer Symbolik, Frankfurt a.M.

Schroer, Silvia / Keel, Othmar (2005): Die Ikonographie Palästinas/Israels und der Alte Orient. Eine Religionsgeschichte in Bildern (IPIAO), Bd. 1, Fribourg.

Seibert, Ilse (1969): Hirt – Herde – König. Zur Herausbildung des Königtums in Mesopotamien, Berlin.

Selz, Gebhard J. (2001): »Guter Hirte, Weiser Fürst« – Zur Vorstellung von Macht und zur Macht der Vorstellung im altmesopotamischen Herrschaftsparadigma, Altorientalische Forschungen 28, 8–39.

Spieckermann, Hermann (2001): »Barmherzig und gnädig ist der Herr ...«, in: ders.: Gottes Liebe zu Israel. Studien zur Theologie des Alten Testaments (Forschungen zum Alten Testament 33), Tübingen, 3–19.

Wagner, Siegfried (1984): Art. *kabasch*, in: Theologisches Wörterbuch zum Alten Testament (ThWAT), Bd. 4, Stuttgart u.a., 54–60.

Westermann, Claus (1971): Schöpfung, Stuttgart/Berlin.

Zenger, Erich (1983): Gottes Bogen in den Wolken. Untersuchungen zu Komposition und Theologie der priesterschriftlichen Urgeschichte (Stuttgarter Bibelstudien 112), Stuttgart.

Zobel, Hans-Jürgen (1993): Art. *radah*, in: Theologisches Wörterbuch zum Alten Testament (ThWAT), Bd. 7, Stuttgart u.a., 351–358.

Lilian Marx-Stölting

Menschen als »Mitschöpfer«? Jüdische Perspektiven auf Fragen der Selbstoptimierung

Abstract

Jüdische Ethik und Bioethik kann auf ganz unterschiedliche Weise und mit divergierenden Ergebnissen betrieben werden. Eine höchste Instanz, die für alle Juden verbindliche Regelungen verabschieden könnte, gibt es nicht. Eine zentrale Vorgehensweise besteht jedoch in der Interpretation der jüdischen Gesetzeslehre, der *Halacha*. Obwohl es unterschiedliche Richtungen des Judentums gibt und zu fast jedem Thema mehrere Meinungen vorliegen können, lassen sich doch Mehrheitsmeinungen und Tendenzen erkennen.

So genießt die Medizin im Judentum ein sehr hohes Ansehen. Aufgrund der Heiligkeit des Lebens ist die Rettung von Menschenleben (*Pikuach Nefesh*) eines der höchsten Gebote, Heilung wird als Nachahmung Gottes und Medizin als gute und gebotene Tat (*Mitzvah*) gesehen. Auch die medizinische Forschung wird daher begrüßt. Zentral ist dabei unter anderem die Vorstellung, dass Menschen als Partner Gottes an der Reparatur und Verbesserung der Welt (*Tikkun Olam*) teilhaben. Der Mensch soll seine Kreativität nutzen, um zu heilen. Da Fruchtbarkeit sowohl als Segen als auch als Gebot gesehen wird, wird auch die Fortpflanzungsmedizin als ein Weg zur Verbesserung der Welt akzeptiert. Sie stellt kein unerlaubtes »Gottspielen« dar. Auch umstrittene Verfahren wie etwa das Klonen, die Präimplantationsdiagnostik und die Keimbahntherapie werden nicht grundsätzlich abgelehnt. Dies betrifft auch die neuen Methoden der Genomchirurgie, die derzeit die Forschung revolutionieren. Dies liegt unter anderem auch an Positionen zum moralischen Status des Embryos, nach denen die volle Schutzwürdigkeit erst ab der Geburt vorliegt und die Zerstörung von frühen Embryonen zu Forschungszwecken sowie zur Heilung von Krankheiten unter bestimmten Bedingungen erlaubt sein kann. Allerdings wird dabei zwischen (erlaubten) therapeutischen Zielen und (als problematisch gesehenem) Enhancement unterschieden.

1. Was ist jüdische Bioethik?

a. Verschiedene Quellen jüdischer Bioethik

»Jüdische Bioethik« ist ein Sammelbegriff, mit dem eine ganze Reihe unterschiedlicher Ansätze bezeichnet werden kann. Es gibt inzwischen eine umfangreiche Literatur zum Thema aus ganz unterschiedlichen Perspektiven sowie eine Vielzahl von Menschen, die sich mit dieser Thematik befassen. Zu den unterschiedlichen Ansätzen, die unter diesem Sammelbegriff firmieren, gehört als prominenteste Methode die Auslegung der jüdischen Gesetzeslehre, der Halacha, für den Bereich der Medizin. Es werden jedoch auch intensiv die Forschungspolitik in Israel oder auch Einstellungen der israelischen Bevölkerung zur Bioethik untersucht[1]. Auch die Geschichte des jüdischen Volkes, jüdische Philosophen, Traditionen und Bräuche sowie die Grundlagen jüdischer sozial oder umweltpolitisch motivierter Nichtregierungsorganisationen[2] können für

---

[1] Siehe hierzu etwa Raz/Schicktanz 2016 und Boas u.a. 2018. Dabei ist es wichtig zu betonen, dass biopolitische Entscheidungen des Staates Israel nicht mit jüdischer Bioethik gleichzusetzen sind. Zum Paradox der jüdischen Bioethik in Israel siehe etwa Lavi 2010.

[2] Als Beispiel seien hier die Organisation »Hazon« (»Vision«, https://hazon.org [abgerufen am 11.04.2018]) oder der auch in Deutschland

die jüdische Bioethik fruchtbar gemacht werden. Es gibt also eine Vielzahl verschiedener Möglichkeiten, die sich in ihren Quellen und Untersuchungsgegenständen unterscheiden. Dabei gibt es einerseits spezifisch jüdische Fragen (wie etwa die Frage, ob bei einer Xenotransplantation eine neue Herzklappe aus einem Schwein koscher ist) und andererseits jüdische Antworten auf allgemeine Fragen, die für Nichtjuden ebenso relevant sind (wie etwa die Frage nach dem moralischen Status des Embryos).

b. Biomedizin und Halacha

Eine besonders prominente Weise, jüdische Bioethik zu betreiben, ist, wie bereits erwähnt, die Auslegung der Halacha, der jüdischen Gesetzeslehre.[3] Darunter sind traditionell 613 Gebote und Verbote gefasst. Für den Begriff der religiösen Verpflichtung ist der Begriff Mitzvah/Mitzvot wichtig. Er bezeichnet eine religiöse Verpflichtung oder eine gute Tat. Die Erfüllung der Gebote ist eine Mitzvah (Mitzvot ist der Plural von Mitzvah).

Die Quelle der Halacha ist die schriftliche und die mündliche Torah.[4] Die schriftliche Torah umfasst in erster Linie die 5 Bücher Mose, dazu die Prophetenbücher und biblische Schriften. Zur mündlichen Torah gehören die Mischna (ehemalige mündliche Lehre; niedergeschrieben ca. 200 nach der christlichen Zeitrechnung, n.d.Z.) und der Talmud (bestehend aus der Mischna und Kommentaren). Diesen gibt es in einer babylonischen Version (500 n.d.Z.) und einer palästinensischen Version (400 n.d.Z.). Der baby-

---

regelmäßig stattfindende internationale »Mitzvah Day« (»Tag der guten Taten«, Informationen unter: http://www.mitzvah-day.de [abgerufen am 11.04.2018]) genannt.

[3] Zur Halacha siehe auch Bollag 2006 und Leaman 1998; zur jüdischen Bioethik siehe auch die Zusammenfassungen von Nordmann/Birnbaum 2003 und Werren 2014. Zum Thema Genetik und Judentum sei auf den breit angelegten Sammelband Dorff/Zoloth 2015 verwiesen.

[4] Detaillierter beschrieben in Marx-Stölting 2010 sowie Bollag 2006.

lonische Talmud hat dabei den größeren Einfluss erlangt.[5] Außerdem gab es verschiedene Versuche, die Gesetze zu kodifizieren. Am bekanntesten und einflussreichsten sind die Mishne Torah von Maimonides (11. Jahrhundert) und der Schulchan Aruch des Jospeh Karo (16. Jahrhundert). Außerdem wird das Recht durch sogenannte Responsa oder Responsenliteratur ausbuchstabiert, dies sind konkrete Entscheidungen zur Umsetzung der Halacha. Für Streitfälle gibt es noch die Möglichkeit der Einberufung eines Beit Din, eines Rabbinatsgerichts.

Neben den typischen Quellen gibt es auch eine bestimmte Methodik der Halacha-Auslegung. Es ist üblich, von konkreten Fallbeispielen auszugehen, die als Präzedenzfälle angesehen werden (Kasuistik). Es gibt Regeln zur Ableitung von Halachot (Gesetzen) aus diesen Fällen. Es können auch allgemeine Werte, Regeln und Gesetze abgeleitet werden. Es gibt jüdische Werte und Prinzipien, die eine wichtige Rolle spielen, etwa die Rettung von Leben als oberstes Gebot, der Mensch als Partner Gottes in der Schöpfung. Auf diese wird weiter unten genauer eingegangen.

Eine Besonderheit der jüdischen Diskussion ist dabei die Akzeptanz von Dissens. Die »Wahrheit« ist das Ergebnis eines Diskurses:

> »Judentum ist demnach Dialog, Diskurs. Fragen, Reflektieren, Austausch, Zweifel, Vorwurf, Zuspruch, Provokation. Ein immer wieder Streiten und Argumentieren, das trotz aller Vorwürfe die gemeinsame Basis nie in Frage stellt«.[6] »Was gibt es Jüdischeres als den Diskurs, die dialektische Diskussion, das ständige sich und alles andere, die eigenen Positionen in Frage stellen, die unentwegte Reflexion, das Streitgespräch, das in Worten Grenzen überschreiten lässt, die Herausforderung durch das unsanktio-

---

[5] Im Text werden Talmud-Zitate aus dem babylonischen Talmud mit einem vorangestellten kleinen »b« gekennzeichnet, der palästinensische (Jerusalemer) mit einem kleinen »j«.

[6] Das Zitat befindet sich auf der Webseite: http://www.judentum.org/talmud/talmud-a.htm (abgerufen am 11.04.2018) und fasst inhaltlich Aussagen von Jonathan Rosen zusammen.

nierte Reden, welches die Antennen für Gefahren und Chancen schärft?«[7]

Außerdem wird nicht nur die Frage gestellt, ob etwas verboten oder erlaubt ist, sondern auch ob es geboten ist oder sogar eine Mitzvah. Dabei kommt den Poskim, den Schriftgelehrten, eine wichtige Rolle zu. Der Bindungscharakter der Entscheidungen unterscheidet sich jedoch je nach Strömung des Judentums. Es gibt nämlich ganz verschiedene Strömungen, etwa orthodox, liberal, konservativ, reformiert/liberal, die sich unter anderem im Stellenwert der Halacha bzw. ihrer Auslegung und der Rolle von Autoritäten gegenüber dem eigenen Gewissen unterscheiden.[8]

c. Ziel der Auseinandersetzung mit jüdischen Positionen

Die Auseinandersetzung mit jüdischen Positionen hat zunächst das Ziel[9], Argumentationen, Positionen und Denkweisen zu verstehen, zu erklären und (wo nötig) auch zu kritisieren. Die Gedankengänge sowie die technikfreundliche Grundhaltung spielen in Deutschland bislang eine untergeordnete Rolle. Durch die Beschäftigung mit den Thesen soll die in der Gesellschaft vorhandene Vielfalt sichtbar gemacht und ein interkultureller Dialog ermöglicht werden.

Darüber hinaus ist ein Ziel jedoch auch die Anregung der innerjüdischen Auseinandersetzung mit dem Thema. Es ist wichtig, alternative Positionen in einen gesellschaftlichen Diskurs mit einzu-

---

[7] Yves Kugelmann, zitiert nach haGalil.com (abgerufen am 11.04.2018), http://www.judentum.org/talmud/talmud-a.htm (abgerufen am 11.04.2018).

[8] Zu den verschiedenen Strömungen im Judentum siehe etwa http://www.israelogie.de/2016/grundstroemungen-im-judentum (abgerufen am 11.04.2018) oder zum liberalen Judentum http://a-r-k.de/stroemungen (abgerufen am 11.04.2018). Zur progressiven Halacha siehe etwa Romain/ Homolka 1999.

[9] Zu den Zielen der Auseinandersetzung mit jüdischen Positionen siehe auch Marx-Stölting 2010.

beziehen, auf methodischer, inhaltlicher Ebene, und die Pluralität der Positionen zu reflektieren.

Religionen bieten aber neben Begründungen und Perspektiven auch Sinnhorizonte und Motivation für ethisches Handeln. Bioethische Fragen werden nicht isoliert betrachtet, sondern in einen Kontext ethischer Lebensführung eingebettet. Konkrete Handlungen im Alltag (z.b. Kaschrut, die Koscher-Regeln) führen dazu, dass ethische Überzeugungen in Alltagspraktiken umgewandelt werden können.

Bei der Einbeziehung religiöser Sichtweisen in den Dialog über die Anwendung von Wissenschaft und Technik geht es auch darum, die Quellen der Weisheit, die den großen Religionen inhärent sind, fruchtbar zu machen für die Diskussion aktueller Fragen, welche die Zukunft der Menschheit betreffen.[10] Religiöse Positionen können einerseits in den öffentlichen Diskurs einbezogen werden, weil sie die Auffassungen der Anhänger dieser Religion und mögliche damit verbundene sensible Punkte repräsentieren (also im Sinne einer Interessenvertretung der Anhänger dieser Religion). Darüber hinaus hat die Beschäftigung mit religiösen Positionen aber auch eine allgemeine Komponente. Die großen Religionen bringen grundlegende Ideen darüber in den Diskurs ein, was für das spirituelle Wohlergehen der Menschen nötig ist.[11] Es werden teilweise jahrhundertealte Einsichten der Reflexion darüber einbezogen, was der Sinn des Lebens, die menschliche Natur und unsere Aufgabe auf der Erde ist und wie unser Verlangen nach spiritueller Erfüllung gestillt werden kann. Sie liefern eine Vision für gelingendes menschliches Leben. Manche Auffassungen sind nur relevant für Anhänger eines bestimmten Glaubens, aber es gibt auch universale Aspekte. Die Aufgabe besteht darin, die Erkenntnisse der Tradition für diejenigen zu übersetzen und zu interpretieren, die außerhalb dieses Glaubens stehen.[12] In diesem Sinne dient die Einbeziehung

---

[10] Lantos 2015, 379.
[11] Ebd.
[12] Ebd., 385.

verschiedener religiöser Positionen dem gemeinsamen Ringen um eine schlüssige Sicht auf die neuen Möglichkeiten.

2. Medizin und Fortpflanzungsmedizin im Judentum[13]

a. Medizin

Die Medizin genießt im Judentum ein sehr hohes Ansehen. Dies liegt an verschiedenen Faktoren. So ist die Heiligkeit des Lebens und die Rettung menschlichen Lebens (Pikuach Nefesh) eines der obersten Gebote. Heilung wird als lobenswerte Nachahmung Gottes gesehen.[14] Medizin gilt als Mitzvah. Wenn man im Krankheitsfall nicht eingreift, obwohl man es könnte, wird dies gleichgesetzt mit Blutvergießen.[15] Das Gebot der Rettung von Menschenleben (Pikuach Nefesh) wird aus verschiedenen Quellen abgeleitet. Wichtige Zitate[16] sind:

- »Stehe nicht still beim Blute deines Nächsten«.[17]

- »Jeder, der ein Leben rettet, wird so betrachtet, als ob er eine ganze Welt gerettet hätte«.[18]

---

[13] Zu den Grundlagen jüdischer Ethik siehe auch Zentralrat/Gemeindebund 2015. Die hier folgenden grundlegenden Überlegungen zum Verhältnis von Judentum und Medizin wurden bereits in ähnlicher Form veröffentlicht in Marx-Stölting 2009a, b und c, 2014, 2015.

[14] Es gilt das Gebot »Werapo Jerape« (»und lasse ihn heilen«, 2.BM 21:19; siehe Marx-Stölting 2015, 99, Jüdische Werte und Prinzipien, zusammengestellt von Miriam Magall).

[15] Schulchan Aruch, Jore Dea 336:1.

[16] Zu zentralen Textstellen zu den Themen Medizin und Fortpflanzungsmedizin siehe Marx-Stölting 2015. Dort befinden sich die hier zitierten Quellen sowie zusätzliche Textquellen, ausgewählt und übersetzt von Miriam Magall (100–108).

[17] 3.BM 19:16.

[18] Talmud, jSanhedrin 4:9.

- »Ganz Israel ist verpflichtet, Leben zu retten«.[19]

- »Ich bin der Ewige, Dein Heiler«.[20]

- »daß er [der Mensch] lebe durch sie [die Gebote]«.[21]

Es wird auch als ein Gebot der Gerechtigkeit angesehen, Kranke zu pflegen und zu besuchen. Der Krankenbesuch (Bikkur Cholim) ist eine Mitzvah.[22] Folgende Geschichte unterstreicht die Wichtigkeit von Bikkur Cholim:

>»Es geschah am Yom Kippur, dem höchsten jüdischen Feiertag, im heiligsten Augenblick des Jahres. Alle Gemeindemitglieder waren versammelt, um für die Vergebung ihrer Sünden zu beten. Doch da nahm der große Rabbi den Gebetsschal ab und rannte aus der Synagoge. Die Gemeindemitglieder waren sehr irritiert und wunderten sich, wohin der Rabbi gegangen sein könnte. Es vergingen 15 Minuten, eine halbe Stunde, eine Stunde ... sehr viel später fanden sie heraus, was geschehen war. Während des Gebetes hatte der Rabbi gespürt, dass eine Frau am anderen Ende der Stadt seine Hilfe brauchte. Die Frau hatte gerade ein Kind geboren und all ihre Familienangehörigen waren in der Synagoge, um zu beten. Der Rabbi verstieß gegen das Gesetz des heiligen Tages und hatte das Gebet unterbrochen, um der Frau zu helfen.«[23]

Außerdem ist die Vorstellung wichtig, dass unsere Körper Gott gehören und von ihm nur geliehen sind, wir müssen sie pflegen.[24] Selbst die Schabbat-Regeln dürfen hierfür gebrochen werden.[25] Bei der Halacha-Auslegung gilt außerdem der Grundsatz, was nicht verboten ist, ist erlaubt (oder sogar geboten).

---

[19] Maimonides, Mischne Torah, Hilchot Rozeach Uschmirat Hanefesh 1:6.

[20] 2.BM 15:26.

[21] Wechai Bahem, 3.BM 18:5.

[22] Probst 2017. Zur Ethik der Klinikseelsorge aus jüdischer Perspektive siehe Marx-Stölting 2009a, 2009b.

[23] Zitiert nach Marx-Stölting 2014, 116; frei übersetzt aus Friedmann 2005, xiii. Dort wird Shneur Zalman als Held der Geschichte erwähnt.

[24] Peyser-Bollag 2015.

[25] Talmud, bJoma 84b.

Mit dem hohen Ansehen der Medizin verbunden ist auch ein sehr hohes Ansehen der medizinischen Forschung, die als Teil der Medizin gesehen wird. Die menschliche Kreativität dient beim Vollzug medizinischer Eingriffe der »Verbesserung« bzw. »Reparatur« der Welt, was als »Tikkun Olam« bezeichnet wird. Tikkun Olam ist eine Aufgabe des Menschen.

b. Fortpflanzung

Das hohe Ansehen der Medizin wird auch auf den Bereich der Fortpflanzungsmedizin übertragen. Fruchtbarkeit und Unfruchtbarkeit gelten traditionell als sehr wichtig. Dies kann man etwa auf das biblische Gebot »seid fruchtbar und mehret euch«[26] zurückführen. Im Talmud steht außerdem »Niemand unterlasse die Fortpflanzung«.[27] Fruchtbarkeit ist somit sowohl Segen als auch Gebot. Dabei handelt es sich um eine Mitzvah des Mannes: Er soll Nachkommen zeugen, mindestens einen Jungen und ein Mädchen.[28] Unfruchtbarkeit gilt als Problem, sie kann sogar ein möglicher Scheidungsgrund sein. Eigene Kinder haben einen sehr hohen Stellenwert für ein gelingendes Leben.[29] All dies führt zu einer sehr positiven Sicht auf Fortpflanzungstechniken.

c. Tikkun Olam oder die Verbesserung und Reparatur der Welt

Tikkun Olam (oder die Verbesserung der Welt) ist ebenfalls eine Mitzvah und eine Aufgabe des Menschen.[30] Dieser Mitzvah liegt

---

[26] Pru Urwu, 1 Bm 1:28.

[27] bJewamot 61b.

[28] Siehe hierzu etwa: www.juedische-allgemeine.de/article/view/id/22355 (abgerufen am 11.04.2018).

[29] Adoption ist umstritten in dem Sinne, ob sie das Gebot erfüllt. Es gibt die Ansicht, dass adoptierte Kinder wie eigene Kinder zählen, aber auch die Ansicht, dass die Mitzvah nicht erfüllt ist durch Adoption.

[30] Zum generellen Umgang mit der Natur im Judentum siehe etwa Apel 2015. Zu Tikkun Olam siehe Dorff 2015b.

die Auffassung zugrunde, dass Gott die Schöpfung unfertig ließ mit der Erwartung, dass der Mensch sie vervollständigen soll.[31] Menschen sind dabei Partner Gottes bei der Reparatur und Verbesserung der Welt. Jeder Mensch trägt dazu bei durch Gerechtigkeit (Tzedakah) und gute Werke (G'milut Hasadim). Menschen sind demnach kreative »Mitschöpfende«, auch mittels Technik und Wissenschaft. Dies entfernt sie nicht von Gott, sondern führt sie näher heran: »Die moderne Wissenschaft ermöglicht uns, das Wunder der Schöpfung zu bestaunen«.[32] Menschen sind dazu aufgefordert, die Probleme um sie herum anzugehen: »Es ist dem Menschen verboten, nur ein passiver Beobachter des Universums und seiner Probleme zu sein«.[33] Schmerz wird dabei nicht als erlösend oder mit tieferem Sinn aufgeladen gesehen, sondern sollte möglichst vermieden werden.[34]

Die Verbesserung der Welt erfolgt auch durch Reproduktionstechniken: Eine Heilung von Unfruchtbarkeit wird als sehr positiv bewertet, ebenso wie die Vermeidung von Krankheiten oder sogar die genetische Verbesserung der menschlichen Natur. Da es sich nicht um eine Neuschöpfung aus dem Nichts handelt, sondern um die Nutzung, Erkenntnis oder Weiterentwicklung der natürlichen Prozesse, stellt dies keinen Schaden für den Glauben an Gott und kein unerlaubtes »Gottspielen« dar. Forschung an Reproduktionstechniken ist demnach nicht nur erlaubt, sondern sogar geboten. Dies führt unter anderem dazu, dass jüdische Teilnehmer in genetischen Studien überrepräsentiert sind.[35] Auch die genetische Diagnostik wird positiv gesehen. Als Beispiel sei das Heterozygotenscreening in orthodoxen Familien erwähnt. Hierzu wurde ein breit angelegtes Screeningprogramm (»Dor Yeshorim«) ins Leben geru-

---

[31] Glick 2015, 249.
[32] Leibowitz 2015, 73.
[33] Soloveichik in Glick 2015, 250.
[34] Dorff 2015b, 415.
[35] Zu Gentests und Judentum siehe auch Wolpe 2015.

fen.[36] Dabei werden Jüdinnen und Juden vor der Hochzeit genetisch daraufhin untersucht, ob sie die Anlage für schwere rezessive Erbkrankheiten tragen. Diese brechen nur aus, wenn sie von Vater und Mutter geerbt werden. Bei zwei Trägern wird mit einer Wahrscheinlichkeit von 25 % ein von der Krankheit betroffenes Kind geboren.[37] Ein Paar kann nun vor der Hochzeit erfragen, ob beide Partner Träger für dieselbe genetische Krankheit sind (etwa für Tay-Sachs, eine Krankheit, die bei aschkenasischen Juden gehäuft auftritt und den Tod der betroffenen Kinder zur Folge hat). Wenn beide Träger sind, wird von einer Hochzeit abgeraten. Dabei erfahren die Getesteten nicht, ob sie für eine bestimmte Krankheit Träger der Erbanlagen sind oder nicht, um die Gefahr einer Diskriminierung zu vermeiden.

d. Der moralische Status des Embryos

Die positive Sicht auf die Fortpflanzungstechniken kann jedoch auch mit dem moralischen Stauts des Embryos in Verbindung gebracht werden, der im Judentum nicht einem geborenen Menschen gleichgesetzt ist. Der moralische Status des Embryos ist auch im Judentum umstritten, was sich etwa darin spiegelt, dass auch die Abtreibung im Judentum umstritten ist und als sehr problematisch angesehen werden kann.[38] In der Regel wird jedoch eine abgestufte Schutzwürdigkeit angenommen, die während der Entwicklung zunimmt, mit dem vollen Schutz erst ab der Geburt (wenn der größte Teil des Kopfes geboren ist). Die folgenden Zitate aus dem Talmud begründen die Auffassung, dass die volle Schutzwürdigkeit erst ab der Geburt vorliegt:

> »Hat eine Frau eine schwere Geburt, zerschneidet man das Kind in ihrem Leib und holt es stückweise heraus, weil ihr Leben seinem

---

[36] http://doryeshorim.org (abgerufen am 11.04.2018). Siehe auch: https://www.jewishgenetics.org (abgerufen am 11.04.2018).

[37] Informationen zum »Dor Yeshorim«-Screeningprogramm unter: https://www.jewishgenetics.org (abgerufen am 12.03.2018).

[38] Siehe hierzu Soussan 2015.

Leben vorzuziehen ist. Ist der größere Teil herausgekommen, darf man es nicht mehr verletzen, denn man darf nicht ein Leben für ein [anderes] Leben verstoßen.«[39]

»Ein Embryo kann auch den Status eines ›Rodef‹ (Verfolgers) haben, wenn er das Leben der Mutter bedroht. Dann ist ein Fetozid erlaubt, bis der Kopf geboren ist.«[40]

Es herrscht weitgehend Einigkeit darüber, dass die Zerstörung von Embryonen kein Mord ist. Zu den verschiedenen Positionen, die vertreten werden, gehört die, dass ein Präembryo vor der Implantation keine halachische Relevanz hat und nach der Implantation Teil der Mutter ist. Eine andere Auffassung besagt, der Embryo sei bis zum 40. Tag seiner Entwicklung »wie Wasser«. Dies beruht auf folgenden Zitaten aus dem Talmud:

»Ferner fragte Antonius Rabbi: wann kommt die Seele in den Menschen, beim Bedenken [d.h. bei der Konzeption, wo die Erschaffung des Menschen von Gott »bedacht« wird] oder bei der Bildung [des Embryos][am 40. Tag nach der Empfängnis]? Dieser erwiderte: Bei der Bildung«.[41]

»Wenn eine Frau am vierzigsten Tage [nach der Konzeption] etwas ausstößt, so braucht sie keine Geburt zu berücksichtigen«[42].

Es gibt auch die Auffassung, das, was zu klein ist, um gesehen zu werden, sei halachisch nicht relevant. Wo Autoren auch eine Schutzwürdigkeit ab der Befruchtung anerkennen, sehen sie diese mit einem gewissen Respekt vor dem Embryo verbunden, sodass er nur für hochrangige Ziele verwendet werden darf.[43] Abtreibungen sind hingegen sehr umstritten.[44]

---

[39] Mischna, Ohalot, 7:6, zitiert nach Correns 2005, 833.
[40] Soussan 2015, 77, nach Talmud, Mohalot 7:6, u. Mischne Torah, Rozeach 1:9.
[41] Talmud, bSanhedrin 91b, zitiert nach Soussan 2015, 76–77.
[42] Talmud, bNidda 30a, zitiert nach Soussan 2015, 77.
[43] Zur Problematik des Schwangerschaftsabbruchs aus jüdischer Perspektive und damit verbunden auch zum Status des Embryos siehe etwa Soussan 2015. Für eine alternative jüdische Position zum Lebensbeginn siehe Leibowitz 2015 und Zohar 2015.
[44] Siehe hierzu Soussan 2015.

3. Jüdische Perspektiven zu Stammzell-forschung, Klonen, Präimplantations-diagnostik (PID) und Keimbahntherapie[45]

a. Stammzellforschung

Gentechnik gilt als Schlüsseltechnologie.[46] Grundlage ist die künstliche Befruchtung (IVF), die Embryonen außerhalb des Körpers verfügbar macht. Embryonale Stammzellen können aus (überzähligen) Embryonen gewonnen werden. Israel gilt als eines der progressivsten Länder auf dem Gebiet der Forschung an ES-Zellen.[47] Da aus embryonalen Stammzellen im Prinzip jeder der ca. 200 Zelltypen des menschlichen Körpers gewonnen werden kann, ist ihr Einsatz zu medizinischen Zwecken vielversprechend. Ihr Einsatz wird in der jüdischen Diskussion grundsätzlich positiv gesehen.[48]

b. Klonen

Beim Klonen nach der Dolly-Methode wird einer Eizelle der Kern entfernt (es entsteht eine »entkernte Eizelle«) und der Zellkern ei-

---

[45] Die hier vorgestellten Überlegungen zu Stammzellforschung, Klonen, PID und Keimbahntherapie wurden bereits dargelegt in Marx-Stölting 2015. Neu sind die Überlegungen zur Genomchirurgie.

[46] Zum aktuellen Sachstand der Stammzellforschung sowie zu ethischen und rechtlichen Aspekten siehe Zenke/Marx-Stölting/Schickl 2018.

[47] Schicktanz und Raz haben verschiedentlich darauf hingewiesen, dass man nicht generell davon sprechen kann, dass Israel liberaler und Deutschland restriktiver in Bezug auf bioethische Fragestellungen seien. Es hängt ganz vom betrachteten Themenkomplex ab. Bei der Reproduktionsmedizin ist Israel sehr progressiv, Deutschland eher restriktiv, jedoch ist das Bild in Bezug auf Sterbehilfe genau andersherum. Hier ist Israel wesentlich restriktiver als Deutschland. Zur Lektüre empfohlen sei exemplarisch Raz/Schicktanz 2016.

[48] Dorff 2015a. Zur Stammzellforschung aus jüdischer Perspektive siehe ausführlich etwa Zoloth 2015 und Dorff 2015a.

ner Spenderzelle eines geborenen Menschen in die Eizelle einge-
fügt. Dies ist beim Menschen noch fiktiv, bei anderen Säugetieren
jedoch bereits möglich. Wird die so entstandene hybride befruchtete Eizelle in eine Gebärmutter implantiert, so reift ein Kind heran, das bis auf die Mitochondrien[49] genetisch identisch mit der
Spenderin des Kerns ist. Dieses Kind wäre demnach ein Klon der
Kernspenderin. Aus jüdisch-halachischer Perspektive gibt es zunächst keine
grundsätzliche Ablehnung der Technik.[50] Diese wird als neutral angesehen. Es werden jedoch gute und schlechte Anwendungen unterschieden. Als gut gilt die Behandlung von Unfruchtbarkeit sowie
die Vermeidung von genetisch bedingten Krankheiten, die sogar
nicht nur erlaubt, sondern auch geboten sein könnte. Auch das
umstrittene »therapeutische Klonen«, das nicht zu Fortpflan-
zungszwecken, sondern zu Forschungszwecken geschieht, kann als
erlaubt gesehen werden. Schlecht und halachisch verboten wäre
hingegen der Missbrauch etwa aus narzisstischen Gründen, die
Vervielfältigung von bestimmten (erwünschten) Menschen oder
die Erstellung von Kopien. Umstritten sind etwa Nachkommen für
Verstorbene. Hier wird etwa die Frage diskutiert, ob die Witwe
eines Soldaten, der im Krieg gefallen ist, ohne zuvor Nachkommen
gezeugt zu haben, durch das Klonen ein Kind von ihm austragen
dürfte.[51]

---

[49] Bei den Mitochondrien handelt es sich um Zellorganellen, die zur
Energiegewinnung dienen und die nur über die Mutter vererbt werden. Sie
liegen im Cytoplasma vor und werden bei der Zellteilung auf die
Tochterzellen verteilt. Neue Mitochondrien entstehen durch autonome
Teilung bereits vorliegender Mitochondrien. Beim Klonen nach der Dolly-
Methode besitzt der Klon demnach nicht die Mitochondrien der
Zellkernspenderin, sondern die der entkernten Eizelle.

[50] Zum Klonen aus jüdischer Perspektive siehe etwa Breitowitz 2002 und
Steinberg 2003.

[51] Die Vaterschaft eines Verstorbenen durch die Samenspende sowie das
Einfrieren von Eizellen Verstorbener ist in Israel bereits möglich. Siehe
www.spiegel.de/wissenschaft/mensch/israel-eltern-lassen-eizellen-von-toter-
tochter-einfrieren-a-779141.html (abgerufen am 11.04.2018).

Zum jetzigen Zeitpunkt wird jedoch aufgrund der für den Einsatz beim Menschen unsicheren Datenlage und Methodik ein Moratorium für das reproduktive Klonen gefordert. Auch in Israel ist derzeit ein Moratorium in Kraft, das bis 2020 läuft. Dieses wird durch ein spezielles Gesetz von 1999 geregelt, welches das reproduktive Klonen sowie die Keimbahnmodifikation (also vererbbare genetische Änderungen am Menschen) nicht nur verbietet, sondern auch sicherstellen soll, dass die Gesetzgebung bezüglich der Anwendung fortwährend auf ihre Aktualität überprüft wird. Das Gesetz muss alle 5 Jahre erneuert werden und es gibt ein Verfahren unter Einbeziehung einer nationalen Ethikkommission, welches bei neuen Erkenntnissen oder in speziellen Fällen eine gewisse Flexibilität ermöglicht.[52]

Dammbruchargumente[53], nach denen das Klonen eigentlich erlaubt wäre, jedoch trotzdem abzulehnen sei, weil es einen Schritt auf einer schiefen Ebene bedeutet, die zur missbräuchlichen Anwendung führen könnte, werden abgelehnt. Außerdem werden Schwarzmarktargumente ins Feld geführt: Würde man das Klonen ganz verbieten, werde es unkontrolliert gemacht. Daher sei ein kontrollierter Einsatz besser als ein Verbot. Allerdings gilt dies noch nicht als bindende Halacha. Es gibt auch mit dem Klonen verbundene halachische Fragen, die nur für Juden relevant sind: Wer ist der Vater eines Klons? Wer ist die Mutter? Ist das Kind jüdisch, wenn nur eine der beiden (Kernzellspenderin oder Eizellspenderin) jüdisch ist?[54]

c. Präimplantationsdiagnostik (PID)

Bei der Präimplantationsdiagnostik werden im Reagenzglas mittels künstlicher Befruchtung (IVF) erzeugte Embryonen kultiviert und im 4–8-Zellstadium eine Zelle entnommen. Diese wird mittels ge-

---

[52] Levy-Lahad 2017.

[53] Zu Dammbruchargumenten und Kriterien ihrer Bewertung siehe Schubert 2004.

[54] Im Judentum wird die jüdische Identität über die Mutter vererbt.

netischer Diagnostik analysiert, um einen Rückschluss auf den Genotyp der Embryonen zu ermöglichen. Danach wird dann ausgewählt, welcher der Embryonen in den Uterus der Mutter transplantiert werden darf.

Bei der PID gibt es aus jüdischer Sicht einige halachische Probleme, die im Kontext der künstlichen Befruchtung diskutiert werden. Dazu gehören etwa das Verbot, Samen zu vergießen, oder die Frage, ob IVF die Mitzvah der Fortpflanzung erfüllt oder nicht. Auch Fragen ungeklärter Elternschaft, die Vermeidung von Inzest und die Frage, ob ein Kind einer »verbotenen Verbindung« entstehen kann, werden diskutiert. In der halachischen Diskussion wird allerdings der in der säkularen Debatte sehr prominente Aspekt der Selektion von menschlichem Leben nach Kriterien anderer Menschen vernachlässigt. Dies kann mit der abgestuften moralischen Schutzwürdigkeit des Embryos zusammenhängen, die das Problem der Verwerfung von Embryonen weniger dringlich erscheinen lässt. Außerdem gibt es kein Problem mit dem Vorwurf des »Gottspielens«. Der Verbesserungsaspekt (im Sinne einer Selbstgestaltung des Menschen) wird sogar begrüßt. Es wird von »Heilung« und »Präventivmedizin« gesprochen, obwohl ja der Embryo nicht geheilt, sondern verworfen wird.

Wie auch beim Klonen werden gute von schlechten Anwendungen entlang der Unterscheidung von »therapeutisch« und »nicht-therapeutisch« differenziert. Diese Grenzziehung wird zwar als sehr schwierig angesehen, aber eine schiefe Ebene kann kein Verbot legitimieren. PID ist also nicht geboten, aber erlaubt. Es wird sogar eine nicht-medizinische Nutzung als erlaubt angesehen: die Auswahl des Geschlechts (sex selection) für den Zweck des »family balancings«, welches auch in Israel seit 2005 in bestimmten Fällen erlaubt sein kann. Damit die Mitzvah, einen Jungen und ein Mädchen zu zeugen, erfüllt werden kann, darf in sehr kinderreichen Familien mit Kindern von nur einem Geschlecht in bestimmten

Einzelfällen die PID eingesetzt werden, um die Geburt eines Kindes des anderen Geschlechts zu ermöglichen.[55] Ein weiteres Beispiel für die positive Grundhaltung ist das umstrittene Beispiel der »Retter-Geschwister«: Mittels PID können Geschwisterkinder so ausgewählt werden, dass sie als Knochenmarkspender für bereits geborene Kinder in Frage kommen. In diesem Zusammenhang wird von »Designerbaby«, »Retter-Baby« oder »Bebe Medicament« gesprochen, was schon die verschiedenen Perspektiven auf das Thema spiegelt. Das erste so geborene Baby war Adam, der 2000 als Knochenmarkspender für seine große Schwester Molly Nash geboren wurde. Dieser Einsatz der PID entspringt dem Wunsch der Eltern, ihr Kind um jeden Preis zu retten. Er wurzelt in der Fürsorge für das bereits geborene Kind und dessen Recht auf Leben. Allerdings wird von manchen Beteiligten in der bioethischen und rechtlichen Diskussion eine Instrumentalisierung des zweiten Kindes befürchtet. Das Kind sei dann nur noch Mittel zum Zweck. So sprach etwa Bischof Fürst von einem »Medikamentenschrank auf zwei Beinen«, »gezeugt und ins Leben zugelassen mit einem einzigen Zweck«.[56] Das Kindeswohl und die Freiheit des zweiten Kinds, nicht zu spenden, stehen zur Diskussion. Es wird auch die Gefahr einer Ausweitung diskutiert: Erlaubt man das Spenden für Geschwister, könnte es auch für Eltern oder für Dritte zulässig werden? Oder könnte es zusätzliche Indikationen mit höherem Risiko für das Retterkind geben, etwa eine Organspende für das Geschwisterkind? Könnte dabei der Embryo als Verbrauchsmaterial verwendet werden?

In der jüdischen Diskussion wird das zweite Kind jedoch nicht als bloßes Mittel zum Zweck gesehen, sondern auch als Selbstzweck.[57] Die Knochenmarkspende für Geschwister kann dabei so-

---

[55] Leiter 2014; Pessach 2014.
[56] Fürst 2008.
[57] Zur Diskussion um die PID siehe etwa Popovsky (2007), Broyde (2004) oder https://www.rabbinicalassembly.org/sites/default/files/public/halakhah/teshuvot/20052010/Popovsky_FINAL_preimplantation.pdf (abgerufen am 11.04.2018).

gar zwei Mitzvot erfüllen: die Mitzvah, ein Kind zu bekommen, und die Mitzvah, ein Kind zu heilen. Daher könnte es besonders wünschenswert sein, ein Kind zu bekommen, um damit ein anderes zu heilen.[58]

d. Keimbahntherapie

Bei der für die Anwendung beim Menschen noch fiktiven Keimbahntherapie geht es um eine vererbbare Modifikation von Keimzellen, also Ei- und Samenzellen oder deren Vorläufer. Der Unterschied zu Eingriffen an somatischen Zellen (alle Körperzellen außer den Keimzellen) liegt eben genau darin, dass diese Eingriffe an die Nachkommen vererbbar sind. Eine Methode zur Keimbahntherapie wäre die Kultivierung menschlicher Zellen, eine Transfektion mit einem Genkonstrukt, die Selektion derjenigen Zellen, die das Konstrukt aufgenommen und integriert haben, dann der Kerntransfer in eine entkernte Eizelle (Kombination mit dem Klonen) und die Implantation in den Uterus. Wie auch bei den anderen Anwendungen wird in der jüdischen Diskussion wieder die Technik als neutral angesehen und in gute und schlechte Anwendungen unterteilt. Gut wären zum Beispiel eigene Kinder für Paare mit genetischer Vorbelastung etwa durch Tay-Sachs oder andere schwere Erbkrankheiten. Es wird in diesem Kontext von »Heilung« und »Präventivmedizin« gesprochen. Allerdings wird auch für diese Anwendung aktuell ein Moratorium gefordert (und in Israel auch umgesetzt, siehe oben) aufgrund der gesundheitlichen Risiken. Wenn es möglich wäre und technisch sicher, wäre aber die Frage, ob es möglicherweise nicht nur erlaubt, sondern sogar geboten sein könnte. Vernachlässigt werden dabei der Selektionsaspekt sowie Gefahren für die Allgemeinheit.

---

[58] Broyde 2004.

e. Was ändert die neue »Genomchirurgie«?

Die neuen Methoden[59] sind präziser, einfacher und schneller, billiger und es können mehrere Genorte gleichzeitig geändert werden (Multiplexing)[60]. Keimbahntherapie beim Menschen wäre damit denkbar, es wird im Ausland bereits an menschlichen Embryonen geforscht. Es gibt eine internationale Debatte zum Thema, aber keinen Konsens für ein Moratorium. Die oben beschriebenen jüdischen Positionen ändern sich jedoch durch die neuen Technologien nicht grundsätzlich. Keimbahntherapien könnten unter bestimmten Bedingungen erlaubt sein, zum jetzigen Zeitpunkt aber nur für medizinische Gründe. Obwohl das Verfahren halachische Fragen aufwirft[61], kann es doch positiv gesehen werden: »Gene editing as a positive activity by humans as partners in the creation process«.[62] Die Eltern werden dabei als die besten Vertreter des Kindswohles gesehen. Für Patienten mit lebensbedrohlichen Krankheiten oder ohne Alternative wird die Teilnahme an klinischen Studien empfohlen (somatische Gentherapie).

Bei der Frage danach, ob auch Enhancements gerechtfertigt werden können, lässt sich auch die Frage aufwerfen, welche Form von Enhancement gemeint ist.[63] Enhancement im Sinne materiellen Erfolges, Ehre oder Selbstvermarktung kann als problematisch angesehen werden. Aber Enhancement, welches uns zu besseren Menschen macht, gütiger, ehrlicher, barmherziger, gerechter, demütiger

---

[59] Vgl. den Beitrag von Jörg Hacker in diesem Band.

[60] Multiplexing ist allerdings nur begrenzt praxistauglich für klinische Anwendungen, da es bei mehreren Genorten zunehmend schwieriger wird, dass die richtigen Enden sich miteinander verknüpfen.

[61] So greift vielleicht das biblische Verbot der Vermischung verschiedener Stoffe (Wolle und Leinen) für die Kleidung (3. Buch Mose 19:19). Da ein solches Mischgewebe auch als »Schatnes« bezeichnet wird, spricht man in diesem Kontext auch von einem »Schatnesverbot«. Möglicherweise kann das Einschleusen fremden Erbgutes mit einer solchen unerlaubten Vermischung verglichen werden (Moshe Hershler nach Probst 2016).

[62] Tendler/Loike 2014.

[63] Burack 2015; Green 2015; Mackler 2015.

oder solidarischer, könnte möglicherweise erstrebenswert sein.[64] Lässt sich die grundlegende Ablehnung von Enhancement dann noch aufrechterhalten? Gibt es also gutes Enhancement? Allerdings scheinen die vorgeschlagenen wünschenswerten Eigenschaften sehr komplex zu sein und dürften technische Lösungen kaum zur Verfügung stehen. Wichtige Eigenschaften werden erst durch Erfahrungen ausgeprägt. Außerdem ist es nur schwer abzuschätzen, was eine wünschenswerte Selbstoptimierung bedeuten könnte und was nicht.

4. Persönliches Fazit

Die neuen Methoden im Kontext der Fortpflanzungsmedizin bergen ein großes Potenzial. Man sollte ihren Einsatz im Einzelfall betrachten und sie nicht pauschal ablehnen oder befürworten. Dabei sollte die Abgrenzung zwischen Therapien und Enhancement im Sinne einer Verbesserung, die über die Therapie hinausgeht, eine wichtige Rolle spielen. Bei einem Enhancement wiegen die Risiken bei einer Risiko-Nutzen-Abwägung schwerer, da die legitimierende Verpflichtung zur Rettung von Menschenleben (Pikuach Nefesh) wegfällt. Argumente der schiefen Ebene sollten dabei berücksichtigt und geprüft werden. Sowohl der innerjüdische Dialog als auch ein breiter gesamtgesellschaftlicher Dialog in Deutschland unter Einbeziehung unterschiedlichster Perspektiven darüber, was wünschenswert, erlaubt oder sogar geboten sein könnte, sollten gefördert werden.

---

[64] Burack 2015.

5. Danksagung

Ich danke den Teilnehmenden der EFA-Tagung vom 4. bis 7. Januar 2018 für wertvolle inhaltliche Anregungen. Dem durch die Deutsche Forschungsgemeinschaft (DFG) geförderten Graduiertenkolleg »Bioethik – Zur Selbstgestaltung des Menschen durch Biotechniken« an der Universität Tübingen danke ich für die Unterstützung des Postdoc-Projekts »Menschen als Mitschöpfer? Eine Untersuchung von Reproduktionstechniken aus biologischer und ethischer Perspektive in Auseinandersetzung mit Thesen der jüdischen Bioethik-Diskussion« von 2007 bis 2010.

Literatur

Apel, Avichai (2015): Der Umgang mit der Natur im Judentum, in: Zentralrat/Gemeindebund 2015, 37–53.

Boas, Hagai, u.a. (Hrsg.) (2018): Bioethics and Biopolitics in Israel. Socio-Legal, Political, and Empirical Analysis, Cambridge u.a.

Bollag, David (2006): Das jüdische Religionsgesetz, in: Peter Hurwitz / Avraham Steinberg (Hrsg.): Jüdische Ethik und Sterbehilfe, Basel, 19–35.

Breitowitz, Yitzchok (2002): What's So Bad About Human Cloning?, Kennedy Institute of Ethics Journal 12, Heft 4, 325–341.

Broyde, Michael J. (2004): Pre-Implantation Genetic Diagnosis, Stem Cells and Jewish Law, Tradition 38, Heft 1, 54–75, http://traditionarc hive.org/news/_pdfs/Broyd%20(Diament).pdf (abgerufen am 11.04. 2018).

Burack, Jeffrey H. (2015): Jewish Reflections on Genetic Enhancement, in: Dorff/Zoloth 2015, 310–341.

Correns, Dietrich (2005): Die Mischna, Wiesbaden.

Dorff, Elliott N. (2015a): Applying Jewish Law to Stem Cell Research, in: Dorff/Zoloth 2015, 23–54.

Dorff, Elliott N. (2015b): To Fix the World: Jewish Convictions Affecting Social Issues, in: Dorff/Zoloth 2015, 403–420.

Dorff, Elliott N. / Zoloth, Laurie (Hrsg.) (2015): Jews and Genes. The Genetic Future in Contemporary Jewish Thought, Lincoln/Philadelphia.

Friedmann, Dayle A. (2005): Livui Ruchani: Spiritual Accompaniment. A Practical Handbook from Traditional and Contemporary Resources, Woodstock, VT, xiii–xxv.

Fürst, Gebhard (2008): Die Vorstellung, alles machen zu können, führt in die Irre und zu einer ethischen Schieflage, Zenit. Die Welt von Rom aus gesehen, 7. Juni, https://de.zenit.org/articles/designerbaby-bischof-furst-warnt-vor-machbarkeitswahn-mit-folgen (abgerufen am 11.04.2018).

Gibbs, Robert (2015): Mending the Code, in: Dorff/Zoloth 2015, 342–375.

Glick, Shimon (2015): Some Jewish Thoughts on Genetic Enhancement, in: Dorff/Zoloth 2015, 243–256.

Green, Ronald M. (2015): Curing Disease and Enhancing Traits: A Philosophical (and Jewish) Perspective, in: Dorff/Zoloth 2015, 257–273.

Lantos, John (2015): Religious Tradition in a Postreligious World: Does Halakha Have Insights for Nonbelievers?, in: Dorff/Zoloth 2015, 377–386.

Lavi, Shai (2010): The Paradox of Jewish Bioethics in Israel: The Case of Reproductive Technologies, in: Voigt 2010, 81–201.

Leaman, Oliver (1998): Judaism, in: Encyclopedia of applied ethics, hrsg. von Ruth Chadwick, San Diego u.a., Bd. 3, 1–8.

Leibowitz, Yosef (2015): »Like Water«: Using Genesis to Formulate an Alternative Jewish Position on the Beginning of Life, in: Dorff/Zoloth 2015, 68–79.

Leiter, Gila (2014): What Israeli policy can teach us about elective sex selection, Israel Journal of Health Policy Research 3:42, Doi: 10.1186/2045-4015-3-42.

Levy-Lahad, Ephrat (2017): Human embryo genome editing: Regulation in Israel and ethical perspectives. Abstract, in: Jörg Hacker (Hrsg.): Nova Acta Leopoldina Nr. 418: Genome Editing – Challenges for the Future. Programme and Abstracts of the Contributions of the Annual Meeting 22 and 23 September 2017 in Halle (Saale), 20–21, https://www.leopoldina.org/fileadmin/redaktion/Veranstaltungen/ Jahresversammlung/Leo_Kurzfassung_Programm_Jahrestagung_201 7_en_h.pdf (abgerufen am 11.04.2018).

Mackler, Aaron (2015): Genetic Enhancement and the Image of God, in: Dorff/Zoloth 2015, 274–284.

Marx-Stölting, Lilian (2008):»Seid fruchtbar und mehret euch ...« Präimplantationsdiagnostik, Klonen und Keimbahntherapie aus jüdischer Perspektive, Jüdische Zeitung, Nr. 37, September, 27.

Marx-Stölting, Lilian (2009a): Ethik in der Klinikseelsorge. Überlegungen aus jüdischer Perspektive, in: Hille Haker u.a. (Hrsg.): Perspektiven der Medizinethik in der Klinikseelsorge, Berlin, 79–104.

Marx-Stölting, Lilian (2009b): Ethics in Healthcare Chaplaincy – A Jewish Perspective, in: Walter Moczynski / Hille Haker / Katrin Bentele (Hrsg.): Medical Ethics in Health Care Chaplaincy. Essays, Berlin, 67–88.

Marx-Stölting, Lilian (2009c): Jüdische Patienten im Fokus, Tribüne. Zeitschrift zum Verständnis des Judentums 48, Heft 192, 3. Quartal, 188–194.

Marx-Stölting, Lilian (2010): Jüdische Perspektiven auf bioethische Fragestellungen und ihre Rolle in bioethischen Diskursen in Deutschland, in: Voigt 2010, 267–292.

Marx-Stölting, Lilian (2014): Perspektiven jüdischer Klinikseelsorge und ihre Implikationen für den Klinikkontext und für die Entwicklung einer interreligiösen kultursensitiven Klinikseelsorge-Ethik, in: Hille Haker / Gwendolin Wanderer / Katrin Bentele (Hrsg.): Religiöser Pluralismus in der Klinikseelsorge. Theoretische Grundlagen, interreligiöse Perspektiven, Praxisreflexionen, Berlin, 109–122.

Marx-Stölting, Lilian (2015): Genetic Engineering, in: Zentralrat/Gemeindebund 2015, 87–110.

Newman, Louis E. (2015):»Blessed is the One Who is Good and Who brings Forth Goodness«: A Jewish Theological Response to the Ethical Challenges of New Genetic Technologies, in: Dorff/Zoloth 2015, 285–309.

Nordmann, Yves / Birnbaum, Michel (2003): Die aktuelle Biomedizin aus der Sicht des Judentums, in: Silke Schicktanz / Christof Tannert / Peter Wiedemann (Hrsg.): Kulturelle Aspekte der Biomedizin. Bioethik, Religionen und Alltagsperspektiven, Frankfurt a.M./New York, 84–106.

Pessach, Nirit, u.a. (2014): The Israeli National Committee for sex selection by pre-implantation genetic diagnosis: a novel approach (2005–2011), Israel Journal of Health Policy Research 3:33, Doi: 10.1186/2045-4015-3-33.

Peyser-Bollag, Caroline (2015): Die jüdische Einstellung zum Körper – Wem gehört der Körper eigentlich? In: Zentralrat/Gemeindebund 2015, 251–265.

Pollack, Robert (2015): How the Unconscious Shapes Modern Genomic Science, in: Dorff/Zoloth 2015, 387–402.

Popovsky, Mark (2007): Jewish Perspectives on the Use of Preimplantation Genetic Diagnosis, Journal of Law, Medicine and Ethics 35, Heft 4, 699–711.

Probst, Stephan (2016): Ist die »Gen-Schere« koscher? Genomchirurgische Operationen könnten die Medizin revolutionieren. Es drohen aber auch massive Eingriffe ins Erbgut, Jüdische Allgemeine, 28. Oktober, http://www.juedische-allgemeine.de/article/view/id/26771 (abgerufen am 11.04.2018).

Probst, Stephan (Hrsg.) (2017): Bikkur Cholim. Die Begleitung Kranker und Sterbender im Judentum, Berlin.

Raz, Aviad E. / Schicktanz, Silke (2016): Comparative Empirical Bioethics: Dilemmas of Genetic Testing and Euthanasia in Israel and Germany, Berlin/New York.

Romain, Jonathan / Homolka, Walter (1999): Progressives Judentum. Leben und Lehre, München.

Schubert, Lilian (2004): Ethical Implications of Pharmacogenetics: Do Slippery Slope Arguments Matter?, Bioethics 18, Heft 4, 361–378.

Soussan, Julian-Chaim (2015): Abtreibung, in: Zentralrat/Gemeindebund 2015, 71–85.

Steinberg, Avraham (2003): Human Cloning, in: ders.: Encyclopedia of Jewish medical ethics: a compilation of Jewish medical law on all topics of medical interest, Jerusalem/New York, 509–520.

Tendler, Moshe / Loike, John (2014): Tampering with the Genetic Code of Life: Comparing Secular and Halakhic Ethical Concerns, Hakirah. The Flatbush Journal of Jewish Law and Thought 18, 41–58.

Voigt, Friedemann (Hrsg.) (2010): Religion in bioethischen Diskursen. Interdisziplinäre, internationale und interreligiöse Perspektiven, Berlin/New York.

Werren, Sarah (2014): Bioethik und Judentum, Bundeszentrale für politische Bildung, 11. Dezember, http://www.bpb.de/gesellschaft/umwelt/bioethik/197720/bioethik-und-judentum (abgerufen am 11. 04.2018).

Wolpe, Paul Root (2015): Genetic Testing in the Jewish Community, in: Dorff/Zoloth 2015, 201–214.

Zenke, Martin / Marx-Stölting, Lilian / Schickl, Hannah (Hrsg.) (2018): Stammzellforschung. Aktuelle wissenschaftliche und gesellschaftliche Entwicklungen. Forschungsberichte der Interdisziplinären Arbeitsgruppen der Berlin-Brandenburgischen Akademie der Wissenschaften, Bd. 39, Baden-Baden.

Zentralrat der Juden in Deutschland/Schweizerischer Israelitischer Gemeindebund (Hrsg.) (2015): Ethik im Judentum, Berlin.

Zohar, Noam J. (2015): Divine Representations and the Value of Embryos: God's Image, God's Name, and the Status of Human Nonpersons, in: Dorff/Zoloth 2015, 55–67.

Zoloth, Laurie (2015): Reasonable Magic: Stem Cell Research and Forbidden Knowledge, in: Dorff/Zoloth 2015, 80–102.

Christian Lenk

Gesundheit als Leitvorstellung und das technisch Machbare in Medizin und Naturwissenschaften

> »Er (Protagoras) sagt nämlich, der Mensch sei das
> Maß aller Dinge, der Seienden wie sie sind, der
> Nichtseienden, wie sie nicht sind.«
> (Platon: Theaitetos, 152a)

Im Übergang vom Mittelalter zur Neuzeit hat sich die Philosophie u.a. mit Rekurs auf das »Natürliche« und das »Naturrecht« von traditionellen Überlieferungen abgegrenzt. In der Moderne gerät dieser Bezug zur Natur und dem »natürlichen Maß« aber selbst in eine Rechtfertigungskrise, wenn die neuzeitliche Ethik auch diese Bezugnahme einer kritischen Prüfung unterzieht und in der Folge die Rede von der Natur als Maß und Grenze des Menschen verwirft. Einer der wesentlichen Punkte ist dabei die Ablehnung des »naturalistischen Fehlschlusses« im Gefolge von David Hume, welcher fordert, dass man im Bereich der Ethik nicht vom Sein auf das Sollen schließen dürfe.[1] Dies wurde so interpretiert, dass moralische Normen nicht umstandslos daraus abgeleitet werden dürfen, was man als »natürlich« ansieht – moralische Normen sind eben durch normative Argumente und Theorien zu rechtfertigen.

Fortschritte in Naturwissenschaft, Medizin und Technik und damit die Erweiterung des technisch Machbaren lassen im 21. Jahrhundert prinzipiell auch die menschliche Natur als veränderbar er-

---

[1] Hume 2007, Buch III, Teil I, Kap. I.

scheinen. Dies wird natürlich in erster Linie auf bestehende defizitäre Eigenschaften des Menschen bezogen: Könnte man die menschliche Natur derart verändern, dass der Körper weniger anfällig für Krankheiten ist? Auch die Menschen in modernen Gesellschaften leiden immer noch unter chronischen und unheilbaren Erkrankungen wie Diabetes, Herz-Kreislauf- oder Krebserkrankungen. Dies wäre wohl eine Veränderung der menschlichen Natur, aber vermutlich keine, die sich gegen die Rechte oder die Würde des Menschen richten würde.

Aber an welchen Leitvorstellungen soll sich die Medizin dabei orientieren? Hierbei rückt der Begriff der Gesundheit in den Fokus der Aufmerksamkeit, doch vielen Menschen scheint es fraglich, ob dieser eine effektive Abgrenzung gegenüber weitergehenden Eingriffen am Menschen – also dem sogenannten »Enhancement« – darstellen kann. Ein in der Philosophie Kants eng mit der Menschenwürde verknüpfter Begriff ist der der Autonomie. Gemeinhin sind wir der Auffassung, dass medizinische Eingriffe gerechtfertigt sind, solange sie sich auf die Herstellung der menschlichen Gesundheit richten. Doch findet dies eine Grenze in der Selbstbestimmung der Person, wenn diese medizinische Eingriffe ablehnt. Im vorliegenden Beitrag sollen daher Überlegungen zum Gesundheitsbegriff sowie zur Autonomie der Person entwickelt werden, um überzeugende Argumente für eine Eingrenzung des technisch Machbaren zu gewinnen.

Dabei wird zunächst die Frage behandelt, was unter dem Begriff des Enhancement zu verstehen ist, wobei beispielhaft einige Formen von Enhancement genannt werden. Daraufhin wird auf die Beziehung von Enhancement-Maßnahmen zu gesellschaftlichen Ansprüchen, z.B. zu individueller Leistungsfähigkeit, eingegangen. Da der Begriff des Enhancement notwendigerweise mit Konzepten von Gesundheit und Krankheit verbunden ist, wird dann zur Erläuterung und Basis der weiteren Ausführungen der Gesundheitsbegriff der Schulmedizin in der Rekonstruktion Christopher Boorses eingeführt. Hinsichtlich der ethischen Fragestellungen wird auf die

Begrenzung von »verbessernden« Maßnahmen durch Forderungen aus dem Prinzip der Menschenwürde eingegangen. Abschließend wird in Bezug auf kognitives Enhancement insbesondere das sogenannte »Argument des offenen Lebensweges« referiert, bevor einige Schlussfolgerungen aus den dargestellten Überlegungen gezogen werden.

Was ist Enhancement?

Unter Enhancement versteht man im Allgemeinen medizinische Eingriffe, die zu nicht-therapeutischen Zwecken durchgeführt werden, mit denen also keine Krankheiten behandelt werden. Dabei kann es sich um die ästhetische Kompensation subjektiv wahrgenommener Defizite handeln (Fettpolster, Falten, Hakennasen u.a.) oder aber um eine »Verbesserung« des Körpers über einen Normalzustand, über den Zustand der Gesundheit hinaus. Wie weiter unten ausgeführt, geht es dabei meistens darum, den Körper oder die Psyche in einer oder mehreren Hinsichten leistungsfähiger zu machen. In diesem Zusammenhang stellt sich auch die wichtige Frage, ob es überhaupt einen solchen »Normalzustand« der Gesundheit gibt, über welchen hinaus eine Verbesserung erfolgen könnte. Die Schulmedizin definiert Gesundheit als »normale Funktion«, die auf verschiedenen Ebenen auftritt (genetisch, zellulär, organisch usw.). In Bezug auf wichtige spezifische Leistungen des Körpers wie Mobilität, Lebensqualität, kognitive Funktion (IQ) werden jeweils »Normalzustände« definiert.[2] Ergibt sich bei entsprechenden Tests, dass die geistige oder körperliche Leistungsfähigkeit des Körpers unterhalb dieser Normalzustände bleibt, wird dies als Krankheit oder eine Form von Behinderung interpretiert. Bei schwachen Abweichungen in den Bereich unterhalb der Normalität hat dies gewöhnlich keine großen Konsequenzen, und z.B. eine leichte Ein-

---

[2] Boorse 1977, 558ff.

schränkung der Seh- und Hörfähigkeit wird im Allgemeinen nicht als behandlungsbedürftig angesehen. Starke Einschränkungen der körperlichen oder mentalen Funktion werden jedoch in der Schulmedizin als signifikante Form von Krankheit und Behinderung verstanden, mit einer entsprechenden Zuschreibung an den Betroffenen, welche insbesondere auch daraus resultiert, dass dieses Krankheitsverständnis mit dem Anspruch einer objektiven Aussage einhergeht. Die Trennlinie zwischen Krankheit und Gesundheit ist aber nicht in jedem Fall eindeutig zu ziehen: Im Rahmen dessen, was die Soziologen »Medikalisierung« nennen, gibt es immer wieder körperliche und geistige Zustände oder auch Verhaltensweisen, welche die Trennlinie zwischen »gesund« und »krank« überschreiten.

Formen von Enhancement

- Ästhetische Chirurgie (Anlegen abstehender Ohren, Nasen-, Brust-, Lidfalten-OP, »ethnische« Korrekturen)
- Doping im Sport (EPO, Anabolika, Schmerzmittel)
- Enhancement als Medikalisierung von mentalen oder körperlichen Zuständen (ADHS, HKS)
- Verbesserung des Konzentrationsvermögens (Ritalin)
- Enhancement bei verschiedenen Berufsgruppen (Studenten, Soldaten, Piloten)
- Kompensation von Erschöpfungszuständen usw.

Das vielleicht eindrucksvollste Beispiel für Medikalisierung und Entmedikalisierung ist die Homosexualität, die sich in Europa seit dem Mittelalter von einer religiösen Verfehlung zu einer Straftat, von einer Straftat zu einer Krankheit und schließlich zu einer mehr oder weniger akzeptierten Form der Partnerschaft und Sexualität gewandelt hat. Die medizinischen Disziplinen können mitunter auch selbst ein Interesse an der Medikalisierung bestimmter Eigenschaften oder Verhaltensweisen haben, da sie so neue Patientengruppen rekrutieren können.[3] Im Bereich des menschlichen Verhaltens ist es offensichtlich, dass irgendein Verhalten, ist es nur hinreichend störend oder abweichend von der gesellschaftlichen Norm, als Krankheit oder immerhin als »Störung« interpretiert werden kann. Z.B. Diebstahl, Spielsucht, sexuelle Freizügigkeit, Faulheit, Unaufmerksamkeit, Übergewicht oder sonstwie abweichende Merkmale stehen oder standen unter diesen Voraussetzungen in der Medizin regelmäßig unter dem Verdacht, dass sich eine Krankheit hinter ihnen verbergen könnte. In diesem Sinne bedarf es einer kritischen Überprüfung des Prozesses der Medikalisierung, inwieweit er an ein substanzielles Konzept von Gesundheit und Krankheit angebunden ist. Eine solche kritische Reflexion kann verhindern, dass sozial unerwünschte Eigenschaften als genuine Erkrankungen fehlklassifiziert werden. Zugleich kann damit erreicht werden, dass – wie im Bereich des Enhancement – normale mentale oder körperliche Eigenschaften, weil diese gesellschaftlich oder individuell als störend erscheinen, einer medizinischen Revision unterworfen werden und damit eventuell selbst einen einer Krankheit ähnlichen Status erlangen. Die Diskussion über das Phänomen des Enhancement oder die Optimierung des Menschen bezieht sich daher nicht nur auf die Behandlung von Merkmalen, die klarerweise keine Krankheiten sind, sondern muss auch die Vorstellungen von Krankheit, Gesundheit und Behinderung mit einbeziehen, mit denen körperliche und geistige Merkmale klassifiziert werden.

---

[3] Pilgrim 2012.

Die Bedeutung gesellschaftlicher Ansprüche

Die Bereitschaft und der Entschluss zu einer »Verbesserung« oder Modifikation des eigenen Körpers wird in der Praxis häufig als die individuelle Entscheidung einer bestimmten Person angesehen. Die Ziele, die mit nicht-therapeutischen Eingriffen erreicht werden sollen, liegen aber klarerweise auf einer sozialen Ebene. Ob es dabei um Anerkennung in einer bestimmten sozialen Gruppe, Erfolg in Sport oder Beruf oder die Erfüllung ästhetischer Ideale geht: Einen Sinn machen solche Eingriffe nur, wenn sie im gesellschaftlichen Kontext oder hinsichtlich der Ziele einer bestimmten Gruppe angestrebt werden. Nur dann kann der »Benefit«, der Gewinn in Form sozialer Anerkennung oder handfester gesellschaftlicher Gratifikationen (Geld, beruflicher Aufstieg), realisiert werden. Es ist allerdings ein interessanter Fakt, dass solche Ziele und Ideale nur selten klar ausformuliert werden. Allenfalls im Sport sind die zu erreichenden Ziele und der Rahmen des Wettbewerbs hinreichend deutlich formuliert.[4] In den anderen Bereichen gehört es sozusagen mit zum gesellschaftlichen Zusammenhang, dass die wahren Ziele und Beweggründe teilweise im Dunkeln bleiben. Würden in einem Gesellschaftsbereich Ziele formuliert, die nur von einer Art Elite erfüllt werden können (Jugend, hohe Leistungsfähigkeit, Flexibilität, Belastbarkeit, erstklassige Ausbildung), so könnte dies im Rahmen des politischen Diskurses als Diskriminierung anderer Personen angesehen werden. Deshalb spielen implizite Idealvorstellungen – auch wenn diese schwer zu objektivieren sind – in der Ausübung des Enhancement und der Diskussion um die »Verbesserung des Menschen« eine derart wichtige Rolle.

Es ist eine naheliegende Vermutung, dass sich eine Änderung gesellschaftlicher Anforderungen daher auch in Tendenzen zur Medikalisierung und zur nicht-therapeutischen Behandlung des Menschen (im Rahmen von Enhancement-Maßnahmen) nieder-

---

[4] Wachter 2001.

schlagen kann. Eine treffende Beschreibung des Zusammenhanges zwischen sich verändernden gesellschaftlichen Anforderungen und der Attraktivität leistungssteigernder Mittel und Methoden liefert der Politologe Christopher Coenen:

»Mit den Veränderungen der Arbeitswelt und den weltweiten Umbrüchen der letzten gut drei Jahrzehnte hat sich anscheinend auch das gesellschaftliche Verständnis von Leistung gewandelt. Oft ist es nicht mehr ausreichend, in einem durch ein angestelltes Arbeitsverhältnis definierten Rahmen ›seine Leistung zu bringen‹. Vielmehr sind oder sehen sich immer mehr Menschen gefordert, die Voraussetzungen ihrer Leistungsfähigkeit und Handlungsmöglichkeiten dauernd zu verbessern – in einer flexibilisierten Arbeitswelt, aber auch in einem Privatleben, das immer weniger durch traditionelle Rollenmuster und Strukturen geprägt wird. [...] Eine überdurchschnittliche Leistungsfähigkeit im Beruf, ein schöner und starker Körper, eine hohe Stressresistenz: All dies rückt anscheinend in einer Zeit größerer sozialer und kultureller Unsicherheit auf der Agenda der Individuen ebenso wie in der gesellschaftlichen Wertehierarchie nach oben.«[5]

In dieser Lesart ist Enhancement also eine Art Kompensation gesellschaftlicher Anforderungen, die das Individuum an seine Leistungsgrenze bringen (wobei selbstverständlich offenbleibt, ob diese Form von individueller Kompensation erfolgreich sein kann). Gesellschaftliche Prozesse der Deregulierung und Flexibilisierung erzeugen dabei einen Druck auf das Individuum, die eigene »Verbesserung« an Körper und Psyche in Angriff zu nehmen. In der Tat wird in dieser Perspektive plausibel, wie es von einem ursprünglichen »Recht« auf Selbstverwirklichung (die eben in Abgrenzung von hergebrachten Rollenmustern und Strukturen erkämpft werden musste) in der Debatte der 1970er Jahre zu einer – verkürzt formuliert – »Pflicht« zum Enhancement kommen konnte. Die Soziologie und Politologie können diese Tendenz als soziales Faktum beschreiben – insofern »Pflicht« (in der Tradition der Philosophie) aber ein moralischer Begriff ist, müssen wir ihn im ethischen Zu-

---

[5] Coenen 2008, 6.

sammenhang entsprechend verorten. Von einer ethischen Forderung der Selbstverbesserung, um im Beruf erfolgreicher zu sein, kann selbstverständlich keine Rede sein. Eher kommt hier der Begriff der »Pflicht« im Verständnis Max Webers in den Sinn, der in *Die protestantische Ethik und der Geist des Kapitalismus* beschreibt, wie eine ursprünglich aus der Religion kommende kulturelle Veränderung schließlich dazu führt, dass es die einzelnen Individuen als ihre Pflicht ansehen, sich beruflich zu engagieren und erfolgreich zu sein.[6]

»Unser« Ethos der Selbstoptimierung

Die gegenwärtige Entwicklungsphase der Medizin wird deutlich von einer Ausweitung oder »Entgrenzung« medizinischen Handelns geprägt[7], und die klassischen schulmedizinischen Indikationen aufgrund von klar definierten Krankheitsentitäten treten in ihrer Wichtigkeit zurück hinter dem, was man in der neueren Diskussion die »wunscherfüllende Medizin« genannt hat.[8] Ob die Medizin in jedem Fall die richtige Adressatin für diese Wünsche ist, darf allerdings bezweifelt werden.

Aber ist es eine der Medizin als solche inhärente Eigenschaft, den Menschen über die Heilung von Krankheiten hinaus »optimieren« zu wollen? Eine Analyse, die sich nur auf die Medizin bezieht, aber den kulturellen und historischen Kontext ausblendet, muss bei der Interpretation von Enhancement-Maßnahmen scheitern. Vielmehr ist es geradezu ein konstituierendes Element unserer Kultur (insbesondere in technisch-wissenschaftlicher Hinsicht), Dinge optimieren zu wollen. Der Unterschied liegt darin, dass in der bisherigen Geschichte der Menschheit Gegenstände und Abläufe in der kulturell-technischen Sphäre optimiert wurden, aber

---

6 Weber 2010.
7 Viehöver/Wehling 2011.
8 Siehe die Beiträge in Kettner 2009.

nicht der Mensch als solcher. »Der Mensch ist das Maß aller Dinge«, schrieb der Überlieferung nach der antike Philosoph Protagoras. Das Projekt einer Optimierung des Menschen hat in jedem Fall andere Maßstäbe, die am Menschen als lebendes Objekt verwirklicht werden sollen, wie dies etwa bei den sogenannten »Transhumanisten« (einer futuristischen Vereinigung, deren Mitglieder das Menschsein in der gegenwärtigen Form mit Mitteln der Biotechnologie »überwinden« wollen)[9] der Fall ist.

Die Frage ist, wie wir dieses ungehemmte Streben nach Optimierung zu interpretieren haben. Ist es ein kulturgeschichtlicher Unfall, ein Umschlagen vom Optimieren der Dinge auf den Menschen im Zuge einer Verdinglichung des Menschen (der Mensch verliert seine Würde als Subjekt und behandelt sich selbst wie die anderen Objekte)? Oder ist der Drang nach Optimierung unserer Kultur selbst inhärent, ist er Teil unseres Projektes der Aufklärung? Dafür spricht zumindest das folgende Zitat des Aufklärungsphilosophen Immanuel Kant:

»Ein dritter findet in sich ein Talent, welches vermittelst einiger Kultur ihn zu einem in allerlei Absicht brauchbaren Menschen machen könnte. Er sieht sich aber in bequemen Umständen und zieht vor, lieber dem Vergnügen nachzuhängen, als sich mit Erweiterung und Verbesserung seiner glücklichen Naturanlagen zu bemühen. Noch fragt er aber, ob außer der Übereinstimmung, die seine Maxime der Verwahrlosung seiner Naturgaben mit seinem Hange zur Ergötzlichkeit an sich hat, sie auch mit dem, was man Pflicht nennt, übereinstimme? Da sieht er nun, dass zwar eine Natur nach einem solchen allgemeinen Gesetze immer noch bestehen könne, obgleich der Mensch (so wie der Südsee-Einwohner) sein Talent rosten ließe und sein Leben bloß auf Müßiggang, Ergötzlichkeit, Fortpflanzung, mit einem Wort auf Genuss zu verwenden bedacht wäre; allein er kann unmöglich wollen, dass dieses ein allgemeines Naturgesetz werde oder als ein solches in uns durch Naturinstinkt gelegt sei. Denn als ein vernünftiges Wesen will er notwendig, dass alle Vermögen in ihm

---

[9] Siehe auch http://humanityplus.org.

entwickelt werden, weil sie ihm doch zu allerlei möglichen Absichten dienlich und gegeben sind.«[10]

Diese Argumentation ist am Ende möglicherweise gar nicht so verschieden von den Argumenten zeitgenössischer Enhancement-Befürworter wie dem Philosophen Julian Savulescu, wie er sie z.B. in seinem Aufsatz »Why we should select the best children«[11] dargelegt hat. Ist es nicht in der Tat »besser«, ein Talent, eine günstige Anlage oder eine Fähigkeit mehr zu haben als weniger? Die Rede von der »Pflicht« gilt zwar in der modernen Moralphilosophie als veraltet, doch wurde sie durch ökonomische und gesellschaftliche Zwänge ersetzt, die offensichtlich nicht weniger stringent wirken als die lückenloseste moralische und ethische Verpflichtung. Und dennoch ist es ein entscheidender Unterschied, ob wir davon sprechen, dass ein Gegenstand günstige Eigenschaften besitzt oder ein Mensch. Der Mensch hat jedes Recht zu sein, wie er ist, und muss sich gerade nicht vor anderen für seine charakterlichen, körperlichen und seelischen Eigenschaften rechtfertigen. »Unser« Ethos der Selbstoptimierung, wie es uns aus dem Zitat Kants entgegenschlägt, birgt tatsächlich die Gefahr der Abschaffung des Menschen (im Sinne der Transhumanisten), wenn wir ihm nicht entsprechende Grenzen setzen.

Menschenwürde und Enhancement

Einer der Leitbegriffe in der ethischen Diskussion ist der Begriff der Menschenwürde. Er hat seine Wurzeln in der antiken Philosophie, wird dann aber auch in der Renaissance z.B. bei Pico della Mirandola aufgegriffen und spielt in der Aufklärung eine wichtige Rolle in der Philosophie Kants.[12] Auch im 20. Jahrhundert wurde im Kontext biomedizinischer Eingriffe am Menschen auf den Begriff

---

[10] Kant 1994, 44f. (BA 55f.).
[11] Savulescu 2001.
[12] Kipke/Gündüz 2017, 10f.

der Menschenwürde zurückgegriffen. Dabei ist zu berücksichtigen, dass Menschenwürde im historischen Kontext als Begründung für Grundsatzentscheidungen des gesellschaftlichen Zusammenlebens benötigt wurde wie z.b. die Freiheit und Selbstbestimmung der Staatsbürger, das Verbot der Sklaverei oder das Verbot von unmenschlichen Versuchen und der Instrumentalisierung von Menschen in der biomedizinischen Forschung in der NS-Medizin. Da diese Elemente gewissermaßen als Ergebnisse historischer Lehren in den modernen Staat integriert wurden, ist nicht zwangsläufig klar, dass der Begriff der Menschenwürde – auf der subtileren Ebene heutiger Entscheidungen – auch weiterhin als Entscheidungskriterium geeignet ist, wenn diese wesentlichen Fragen bereits beantwortet wurden. So bezieht z.b. Tugendhat eine vorsichtige Position, wenn er darauf hinweist, dass der Begriff der Würde ursprünglich »in eine stratifizierte Gesellschaft [gehörte], und eine Person verhielt sich würdevoll, wenn sie sich ihrem hohen Rang entsprechend verhielt«[13]. Kant spricht die Würde (im Rahmen eines säkularen Argumentes) als ein besonderes Merkmal allen vernunftbegabten Wesen zu, woraus dann aber aufgrund des gewählten Begriffes eine Ambivalenz zwischen dem »besonderen« Charakter der Würde und ihrer allgemeinen Verbreitung resultiert. Weiterhin könnte die von Tugendhat dargestellte Herkunft des Würdebegriffes Anlass zu einem Missverständnis geben, dass nur derjenigen Person Würde zukommt, die sich auf eine bestimmte Art und Weise verhält, während die moderne Ethik damit aber die Fähigkeit zu autonomer Entscheidungsfindung rationaler Personen und die ihnen daraus resultierenden Grundrechte meint.

Andere Autoren stellen den Begriff der Menschenwürde in Verdacht, er würde die Position des Menschen gegenüber anderen Lebewesen übermäßig privilegieren, wenn sie den Vorwurf des »Speziesismus« formulieren. Wobei schon Kant ja darauf verwiesen hatte, dass die Würde eben den Entitäten zukommt, die selbstän-

---

[13] Tugendhat 2012, 363.

dig rationale Entscheidungen treffen können, und damit auch anderen Wesen, wenn diese über ähnliche Fähigkeiten verfügen. Im Kontext der modernen Medizinethik und des Enhancement stellt sich also die Frage, ob der Begriff der Würde nicht zu »fundamental« ist, um als adäquates Entscheidungskriterium zu fungieren. Allerdings hatte offensichtlich schon Kant eine derartige Möglichkeit im Auge, wenn er gegen die Weitergabe von Körpermaterialien vor dem Hintergrund des Würdebegriffes und der »Pflichten gegen sich selbst«[14] argumentierte.[15] Ebenso finden sich bei Habermas mit Bezug auf eine mögliche »Technisierung der Menschennatur« (welche eben im Rahmen eines Enhancement beim Menschen stattfinden könnte) Formulierungen, die an Fragen der Menschenwürde anknüpfen:

> »Aus dieser Perspektive drängt sich die Frage auf, ob die Technisierung der Menschennatur das gattungsethische Selbstverständnis in der Weise verändert, dass wir uns nicht länger als ethisch freie und moralisch gleiche, an Normen und Gründen orientierte Lebewesen verstehen können. Erst mit dem unvorhergesehenen Auftreten von überraschenden Alternativen wird die Selbstverständlichkeit elementarer Hintergrundannahmen erschüttert [...]. Irritationen dieser Art werden von jenen Szenarien ausgelöst, die inzwischen von der Science-Fiction-Literatur ins Wissenschaftsfeuilleton einwandern. So konfrontieren uns neuerdings merkwürdige Sachbuchautoren mit der Verbesserung des Menschen durch Chip-Implantate oder mit der Verdrängung des Menschen durch intelligentere Roboter.«[16]

»Merkwürdig« sind diese Autoren, so darf man hinzusetzen, vor allem vor dem Hintergrund des abendländischen Selbstverständnis-

---

[14] Kant 1997, 553 (A 70). – Kant sieht es u.a. als moralische »Pflicht gegen sich selbst« an, den eigenen Körper gesund und funktionsfähig zu erhalten, da dieser eine Voraussetzung für den Bestand der Person darstellt. Insofern können Praktiken wie Doping u.a., die in den Bereich des Enhancement fallen, eine Verletzung solcher Pflichten und eine Gefährdung der eigenen Person darstellen.

[15] Lenk 2008.

[16] Habermas 2001, 74f.

ses, dass der Mensch als solches das »Maß aller Dinge« sei. Habermas' Argument bezieht sich aber auch auf die Möglichkeit, dass die ursprüngliche Gleichheit des Menschen (die natürlich nie faktisch vorliegt, sondern als Fiktion des modernen Staates) durch biomedizinische Eingriffe und eine »Zurichtung des Menschen« für Zwecke und Dienste anderer aufgelöst werden könnte. Das Resultat wäre möglicherweise eine neofeudale Gesellschaft – wie in Huxleys *Brave New World* – mit verschiedenen Klassen von Individuen, denen unterschiedliche Rechte zukommen. Es wären nicht mehr alle Menschen gleichberechtigt, und es würde dann auch nicht allen Personen in gleichem Maße Menschenwürde zukommen. Streng genommen, würde dies natürlich nur bei gravierenden Eingriffen der Fall sein, wenn Forscher z.b. eine Art menschliche Arbeitsroboter züchten wollten. Dies würde aber im modernen Rechtsstaat von vornherein als Verstoß gegen die Menschenwürde ausgeschlossen werden. Möglicherweise könnten solche Tendenzen aber auch schrittweise verwirklicht werden, wenn privilegierte soziale Gruppen ihren Kindern über genetische Eingriffe Gesundheit, körperliche Attraktivität und einen höheren Intelligenzquotienten (eine häufige Eigenschaft in der Enhancement-Diskussion) verschaffen könnten. Es soll in den späteren Abschnitten dieses Beitrages untersucht werden, ob eine derartige schrittweise Vorgehensweise – vorausgesetzt, es liegt kein direkter Verstoß gegen die Menschenwürde vor – unter ethischen Gesichtspunkten zu rechtfertigen wäre.

In dieser Diskussion ist allerdings noch eine fundamentale Unterscheidung zu beachten: In der Enhancement-Diskussion geht es um nicht-therapeutische Eingriffe am Menschen, wobei zumeist angenommen wird, dass diese einvernehmlich erfolgen. Neben der Entscheidung von Erwachsenen, nicht-therapeutische Eingriffe an sich vornehmen zu lassen – welche ja, insofern sie nicht auf sozialen Druck hin erfolgen, als freiwillig anzusehen sind –, werden zahlreiche solcher Eingriffe auch an Kindern und Jugendlichen durchgeführt oder diskutiert, wobei es dann um eine Entscheidung

bei anderen Personen geht, die ggf. noch keine eigenständige Entscheidung treffen können.[17] Im Fall von therapeutischen Behand-
lungen, also z.b. manifesten Erkrankungen, die bei den Betroffenen
irgendeine Art von körperlichen Einschränkungen, Leiden oder
Schmerzen verursachen, gehen wir davon aus, dass diese Behandlung im Interesse und Einvernehmen des Betroffenen erfolgt. So
halten wir es für unproblematisch, kleine Kinder bei einer manifesten Erkrankung oder Verletzung wie einer Lungenentzündung oder
einem gebrochenen Bein zu behandeln. Bei diesen Krankheiten
besteht zugleich eine Art Objektivität in der Beurteilung, dass Ärzte, Gesundheitspersonal, Eltern und Patienten gewöhnlich gleichermaßen davon ausgehen, dass es sich um einen behandlungsbe-
dürftigen körperlichen Zustand handelt. Bei Enhancement-
Maßnahmen ist dies jedoch gerade nicht der Fall: Da hier keine
medizinische Krankheitszuschreibung vorliegt, handelt es sich um
eine Behandlung, die aufgrund sozialer Wertvorstellungen oder
privater Wünsche vorgenommen werden soll. Insbesondere bei
Kindern und Jugendlichen stellt sich die Frage, ob diese ihr Einverständnis auch als erwachsene Person geben würden. Derartige Be-
handlungswünsche können nicht im selben Maße objektive Gültig-
keit beanspruchen wie die diagnostizierten Erkrankungen. Es soll
im Verlauf des Beitrages noch gezeigt werden, wie sich dies im
Konzept von Gesundheit und Krankheit der Schulmedizin abbil-
det. Es darf jedoch festgehalten werden, dass die Entscheidung für
rein »verbessernde« gegenüber genuin therapeutischen Erkrankungen letztlich nur von einwilligungsfähigen Personen für sich
selbst getroffen werden sollte, nicht jedoch für andere Personen,
die die Tragweite und Konsequenzen eines solchen Eingriffes noch
nicht selbständig überblicken können.

Wie vertragen sich nun nicht-therapeutische Eingriffe bei erwachsenen und einwilligungsfähigen Personen mit der Idee der
Menschenwürde? Vom Standpunkt einer reinen Ethik der Selbst-

---

[17] Z.B. Parens 2006.

bestimmung aus wären grundsätzlich alle »einvernehmlichen« Handlungen akzeptabel. Dies wäre dann der Fall, wenn der Begriff der Menschenwürde rein in der Ausübung der Autonomie und Selbstbestimmung zum Tragen kommt. Wir kennen jedoch Beispiele wie unakzeptable Arbeitsbedingungen, Ausbeutung in privaten, ökonomischen oder medizinischen Beziehungen usw., in welchen allgemein davon ausgegangen wird, dass auch die explizite Zustimmung des Betroffenen letztlich nichts daran ändert, dass es sich hierbei um objektiv unwürdige und unethische Zustände handelt.[18] Entsprechend schließt sich dann die Frage an, inwiefern selbstverletzende, schädigende und riskante Formen von Enhancement (Verstümmelungen, Amputationen, gefährliche Dopingformen etc.) gegen die Menschenwürde der Betroffenen verstoßen, auch wenn diese ihrem eigenen Willen und Entschluss entsprechend erfolgen. Anders gefragt: Die Unversehrtheit und Integrität des Körpers werden gewöhnlich zu den »unverletzlichen« Menschenrechten gezählt. Gelten diese Rechte nur dann, wenn das Individuum gegen Eingriffe und Angriffe anderer Personen geschützt werden muss oder auch, wenn sich der Betroffene selbst riskante Eingriffe zufügen will? Meiner Ansicht nach sind diese Prinzipien auch dann einzuhalten, wenn eine Person an sich selbst riskante Eingriffe durchführen lassen will (es handelt sich also auch um eine Einschränkung der Handlungsfreiheit), und Gesellschaft und Staat sollten solche Eingriffe im Grundsatz nicht tolerieren. Analog kann hier das Beispiel der Lebendorganspende genannt werden, welche auch der Einschränkung unterliegt, dass diese für den Betroffenen keine unvertretbaren Gesundheitsrisiken mit sich bringt.

---

[18] Lenk 2013, 256f.

Christopher Boorse: Der Gesundheitsbegriff der Schulmedizin

Notwendige Voraussetzung für eine Unterscheidung therapeutischer und nicht-therapeutischer Eingriffe sind Konzepte von Gesundheit und Krankheit, die eine entsprechende Differenzierung erlauben. Denn wenn die Therapie eine Maßnahme ist, welche sich auf die Prävention, Linderung oder Heilung von Krankheiten, Verletzungen oder Behinderungen richtet, so wäre das Enhancement eine Maßnahme, die Eigenschaften des Menschen verbessern soll, welche für sich genommen nicht pathologisch sind. Um eine derartige Abgrenzung durchzuführen, muss man aber »das Pathologische« entsprechend beschreiben können. Obwohl der medizinische Krankheitsbegriff in den letzten Jahrzehnten immer wieder kritisiert wurde, ist jedenfalls die Wissenschaft der Medizin hier einschlägig, um einen derartigen Krankheitsbegriff zu formulieren. Der Philosoph Christopher Boorse hat sich in den 1970er Jahren in einer Reihe von Arbeiten der Aufgabe angenommen, den medizinischen Begriff von Gesundheit – und damit gleichzeitig auch das schulmedizinische Krankheitskonzept – zu rekonstruieren. Ein Standardeinwand gegen ein schulmedizinisch formuliertes Krankheitskonzept (häufig auch als ein »naturalistisches« Konzept bezeichnet) besteht darin, dass es sich bei Vorstellung von Gesundheit und Krankheit »nur« um soziale Konstrukte handelt, die mit gesellschaftlichen Wertvorstellungen verbunden sind. Auch die Schulmedizin könne diese Wertvorstellungen nicht transzendieren und sei gezwungen, diese in den eigenen Diagnosen zu reproduzieren.

Dabei ist jedoch zu berücksichtigen, dass viele dieser Erkrankungen und Behinderungen – jedenfalls dann, wenn sie deutlich und vollständig ausgeprägt sind – eine starke Beeinträchtigung des betroffenen Individuums darstellen. Zwar ist es richtig, dass auch eine Krebserkrankung, ein gebrochenes Bein oder eine ausgeprägte

Herzinsuffizienz medizinische Konstrukte sind, die über lange Zeiträume in der Medizin herausgebildet wurden, und dass diese mit gesellschaftlichen Wertvorstellungen verbunden sind. Da diese Wertvorstellungen in den genannten Fällen aber vergleichsweise unumstritten sind, sprechen diese aus meiner Sicht nicht gegen, sondern für die angenommene Objektivität der Krankheitszuschreibung. Wie weiter unten noch ausgeführt werden soll, ist dies insbesondere dann der Fall, wenn eine objektive Diagnose der Medizin, der subjektive Leidensdruck des Patienten und eine körperliche oder mentale Beeinträchtigung (gemessen an den Anforderungen der Umgebung) zusammenfallen. Dreh- und Angelpunkt eines solchen Gesundheitskonzeptes dürfte aber in der Tat die schulmedizinische Bestimmung der Gesundheit sein, die sich in der Medizin in Jahrhunderten der Beschreibung und Erforschung des menschlichen Körpers herausgebildet hat. Die gesellschaftliche Wertung körperlicher und mentaler Zustände allein ist jedoch noch keine hinreichende Beschreibung von Krankheit oder Gesundheit.

Der Grundgedanke einer solchen Definition der Gesundheit, wie sie insbesondere Christopher Boorse herausgearbeitet hat, besteht im »normalen Funktionieren« des Körpers, seiner Organe, Zellen und Gewebe. Das Ziel einer Therapie ist demnach die normale (d.h. dem Durchschnitt entsprechende) Funktionalität des Körpers. Eine Form von Enhancement wäre dann entsprechend die Verbesserung einer mentalen oder körperlichen Funktion über das Normalmaß hinaus. Was das Kognitive Enhancement angeht, so bestünde dies in einer Verbesserung kognitiver Funktionen über den Durchschnitt hinaus. Boorse weist jedoch darauf hin, dass das »normale Funktionieren« (nicht nur als ein medizinisches, sondern auch als ein biologisches Konzept für alle Lebewesen) sich immer auf eine bestimmte Referenzklasse von Individuen beziehen muss, welche eine Gruppe mit einem bestimmten Alter und Geschlecht einer Spezies umfasst.[19] Hintergrund ist, dass die verschiedenen Lebewesen nach Alter und Geschlecht unterschiedliche Funktionen ausprägen und dass Eigenschaften, die gesunde erwachsene Mitglieder einer Spezies aufweisen (z.B. die Fortpflanzungsfähigkeit), im Kindesalter noch nicht und nach der Menopause nicht mehr vorhanden sind. Genauso gibt es in der Referenzklasse des höheren Alters charakteristische degenerative Erscheinungen (z.B. Arthrose, neurodegenerative Erkrankungen, leichter Abbau kognitiver Fähigkeiten), welche ein normales Nachlassen der körperlichen und geistigen Leistungsfähigkeit im Gegensatz zum Erwachsenenalter darstellen, als solche genommen (innerhalb dieser Referenzklasse) aber keine »abnormen« Phänomene sind.

Unter diesen beiden Voraussetzungen der »normalen Funktion« sowie der »Referenzklasse« kommt Boorse dann zu den folgenden beiden Definitionen von Gesundheit und Krankheit:

>»Gesundheit bei einem Mitglied der Referenzklasse ist die *Fähigkeit zu normaler Funktion:* die Bereitschaft jedes inneren Teiles, alle seine normalen Funktionen zu typischen Gelegenheiten mit zumindest typischer Wirksamkeit auszuüben.«

»Eine *Krankheit* ist ein innerer Zustand, welcher die Gesundheit beeinträchtigt, d.h. eine oder mehrere funktionale Fähigkeiten unter die typische Wirksamkeit reduziert.«[20]

---

[19] Boorse 1977, 555.
[20] Ebd. (Übersetzung des Autors).

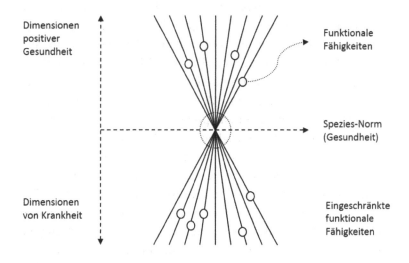

Abb. 1: Dimensionen von Krankheit und Gesundheit,
Darstellung nach Boorse 1977, 571

In Abbildung 1 stehen dabei die einzelnen Linien mit den markier-
ten Punkten jeweils für einzelne funktionale Fähigkeiten eines Organismus, wie z.b. Muskelkraft, Seh- und Hörvermögen, Repro-
duktionsfähigkeit o.a. Die horizontale Achse stellt den statistischen Durchschnitt einer Spezies (in einer bestimmten Referenzklasse) dar. Wenn diese statistische Norm erfüllt wird, so spricht
Boorse von der Gesundheit des Organismus. Es ist nun auch möglich, dass ein Lebewesen über bessere Fähigkeiten verfügt als der
statistische Durchschnitt seiner Artgenossen (dies ist jeweils mit
Punkten auf den einzelnen Linien oberhalb der horizontalen Achse
markiert). Boorse spricht hier von einem Bereich »positiver Gesundheit«, wobei er Wert darauf legt, festzuhalten, dass ein Organismus nicht »gesünder« ist als andere, wenn einzelne Fähigkeiten
im Vergleich zur statistischen Norm überdurchschnittlich ausgeprägt sind. Wenn z.b. ein Sportler schneller laufen kann als andere,

so ist er damit nicht »gesünder«, obwohl diese Fähigkeit nach Boorse im Bereich der »positiven Gesundheit« verortet wird. Liegen einzelne oder mehrere funktionale Fähigkeiten unterhalb der horizontalen Achse, kann der Organismus diese nur mit im Vergleich zur Norm unterdurchschnittlicher Fähigkeit durchführen. Dies wäre z.b. eine eingeschränkte Muskelkraft oder Bewegungsfähigkeit, unterdurchschnittliche Mobilität oder ein eingeschränktes Seh- und Hörvermögen. Dementsprechend handelt es sich hier – je nach der Relevanz und Wichtigkeit dieser Fähigkeiten im Organismus – um eine Form von Krankheit oder Behinderung.

Boorse erläutert dies auch an der Funktion des Herzens: Die normale Funktion besteht darin, den Blutdruck in verschiedenen Situationen (z.b. in Ruhe oder unter Belastung) in einer physiologischen Bandbreite zu halten. Bei einer dauernden Abweichung z.b. in die Richtung erhöhten Blutdruckes spricht man von Hypertonie oder krankhaftem Bluthochdruck, bei einer zu schwachen Tätigkeit des Herzmuskels von Herzinsuffizienz. Die Abweichung von der Norm führt in diesem Fall also in beiden Bereichen zu pathologischen Erscheinungen, wobei das normale Funktionieren des Körpers damit auf Dauer gestört wird.

Es ist allerdings zu beachten, dass das Gesundheitsmodell der Medizin aufgrund der Komplexität der Phänomene von Gesundheit und Krankheit nicht alleine stehen kann und im Sinne des biopsychosozialen Modells ergänzt werden muss. Hierbei ist etwa an Abweichungen von der Norm zu denken, die für den Patienten keinen eigenen Leidenswert haben. Nach Ansicht des Autors benötigt das biopsychosoziale Modell aber jedenfalls die objektive oder naturalistische Vorstellung von Gesundheit und Krankheit im Sinne eines »Ankers« und einer Begrenzung in der Welt der Dinge. Ansonsten bestünde die Gefahr, dass beliebige (insbesondere gesellschaftlich unerwünschte) Eigenschaften als Krankheiten aufgefasst werden. Für eine ausführlichere Diskussion dieser Fragestellungen verweise ich auf entsprechende Vorarbeiten.[21]

Ohne Zweifel ist es ein wichtiger Punkt in der Debatte über eine objektive Bestimmung von Gesundheit und Krankheit, ob sich das beschriebene funktionale Modell auch auf mentale oder geistige Funktionen übertragen lässt. Dafür spricht zumindest, dass sich die mentalen Leistungen wie Aufmerksamkeit, die Fähigkeit zur Lösung kognitiver Probleme (z.b. das Lösen einer Rechenaufgabe), das Erinnern und anderes mehr ebenfalls als Funktionen der Psyche beschreiben lassen. Ebenso könnte man argumentieren, dass menschliche Emotionen wie Zuneigung, Erschrecken, Angst oder Trauer wichtige Funktionen im Leben der betreffenden Personen erfüllen. Sieht z.b. eine Person einen Lastwagen auf sich zurollen, bekommt sie Angst und kann sich in Sicherheit bringen. Ebenso besteht eine psychische Dysfunktion, wenn sich diese Angst auch grundlos einstellt. Die Emotionen sind nur dann funktional (ganz ähnlich wie die körperlichen Funktionen), wenn sie in bestimmten Kontexten oder Situationen auftreten. Besteht bei einer Person eine allgemeine Traurigkeit ohne äußeren Anlass, so sprechen die Psychiater von einer Depression und sehen ein solches Erleben als pathologisch an. Es gibt also durchaus substanzielle Parallelen zu den körperlichen Funktionen.[22]

Eine der wesentlichen kognitiven Funktionen, die in der Enhancement-Debatte genannt werden, ist dabei die Intelligenz. Dabei ist jedoch zu beachten, dass es sich bei der Intelligenz um eine komplex angelegte mentale Eigenschaft handelt, die zumindest mehrere der oben genannten Funktionen umfasst. Beschäftigt man sich näher mit der Thematik, so ergibt sich auch, dass die Intelligenz keine abschließend definierte Größe darstellt, sondern eine Reihe von Konzepten existieren, welche die Intelligenz des Menschen messbar machen wollen (z.B. soziale, emotionale oder prak-

---

[21] Lenk 2002, Kap. VI.
[22] Schramme 2013, 195.

tische Intelligenz).[23] Generell entspricht die Intelligenz allerdings anderen medizinischen Größen, da ein Quotient der allgemeinen Intelligenz von 100 als Durchschnitt definiert ist, während die unterdurchschnittliche Intelligenz ab einem Wert von 70 als eine Form von (geistiger) Behinderung betrachtet wird. Da die Verteilung der allgemeinen Intelligenz allerdings der Gauss'schen Normalverteilung folgt, ist dies streng genommen kein pathologisches Phänomen, da dies ja einfach die Verteilung dieser Eigenschaft auf die gesamte Bevölkerung wiedergibt. Ähnlich wie bei anderen Formen von Behinderungen liegt hier der Fokus stärker auf dem »Outcome«, also der gemessenen Leistungsfähigkeit (wie z.b. bei der Mobilität, bei welcher ab einem bestimmten Grad, unabhängig von der Ursache, auch von einer körperlichen Behinderung ausgegangen wird). Die Schwierigkeit einer Messung mentaler Funktionen zeigt sich hier jedenfalls *par excellence*, da nicht abschließend geklärt werden kann, ob dem Messergebnis ein tatsächliches mentales Korrelat auf Seiten der untersuchten Personen entspricht.

Normative »Postulate« zu den körperlichen Funktionen – Was folgt aus Boorses Definition der Gesundheit für die Debatte um Enhancement?

Bereits zu Beginn des Textes wurde darauf hingewiesen, dass von einem bestimmten Zustand des Körpers in der modernen Ethik nicht in direkter Schlussfolgerung ethische Normen oder Prinzipien abgeleitet werden können. Z.B. müssen Verletzungen vermieden werden, nicht deshalb, weil sie den natürlichen Zustand des Körpers verändern, sondern weil sie einer anderen Person einen Schaden zufügen, und die Schädigung anderer Personen zu vermeiden ist eben ein ethisches Prinzip. Genauso folgt nicht direkt aus der

---

[23] Vgl. Lenk 2009, 102.

natürlichen Verfasstheit des Körpers, dass dieser unter allen Umständen die natürliche Form und Verfasstheit behalten müsste. Die moderne Medizin beinhaltet eine große Anzahl höchst unnatürlicher Eingriffe, wie z.b. Herzschrittmacher, Prothesen, Nierendialyse und Blutwäsche usw. In der ethischen Beurteilung geht es aber zumeist nicht darum, den Körper in seiner natürlichen Verfasstheit zu erhalten, sondern den Patienten ein möglichst langes Leben bei guter Gesundheit und Lebensqualität – bestenfalls bei selbständiger Lebensführung – zu ermöglichen. Auf der anderen Seite bedeutet dies aber, dass Enhancement-Eingriffe nicht deshalb schon zu verwerfen sind, weil sie den menschlichen Körper vom Zustand der Natürlichkeit entfernen. Selbstverständlich können Eingriffe in das »normale Funktionieren« – siehe die oben referierte Position Boorses – die Gesundheit des Körpers empfindlich stören oder sogar zerstören. Auf der anderen Seite kann es natürlich auch Enhancement-Eingriffe geben, die gesundheitlich unbedenklich sind. Die Befürworter von Enhancement haben zumeist auch argumentiert, dass sie sich auf solche Eingriffe konzentrieren und mögliche Schädigungen und Risiken ausblenden wollen (auch wenn sich angesichts häufiger Schäden bei ästhetisch-chirurgischen Eingriffen oder beim Doping im Sport die Frage stellt, wie realistisch diese Voraussetzung ist).

Im Folgenden möchte ich mich daher auf eine Argumentation konzentrieren, die zeigt, dass eine Schlussfolgerung aus dem Boorse'schen Gesundheitskonzept darin besteht, dass man eine Wertentscheidung treffen muss, welche Funktionen bei einer Person besonders wichtig sind. Auch wenn solche Entscheidungen richtig erscheinen, wenn wir diese für uns selbst treffen (z.B. die eigenen musikalischen, sportlichen oder mathematischen Talente besonders zu fördern), so können diese jedoch aus ethischer Sicht problematisch sein, wenn solche Entscheidungen für Kinder oder ungeborene Personen (bei einer Entscheidung für genetische Veränderungen) getroffen werden sollen. Ausgangspunkt für die Argumentation ist dabei die Einsicht, dass man nicht alle möglichen Eigenschaften und Talente einer Person gleichzeitig fördern kann, sondern dass man sich für bestimmte Bereiche entscheiden muss, da sich die Talente oder Bereiche der Begabung teilweise widersprechen. Eine zentrale Folgerung aus Boorses Ansatz ist, dass die gleichzeitige Verbesserung aller mentalen und körperlichen Funktionen nicht möglich ist.[24] Diese Schlussfolgerung ist den meisten Menschen aus dem Alltag bekannt, dass es nämlich normalerweise keine Person gibt, die hinsichtlich aller möglichen Talente und Begabungen perfekt ist. Diese Feststellung spielt natürlich für die Analyse einer möglichen Verbesserung oder Perfektionierung des Menschen eine wichtige Rolle. So gibt es Menschen, die sportlich, musikalisch, mathematisch, sprachlich, analytisch etc., etc. begabt sind, aber keine Menschen, die in jeder Hinsicht alle Fähigkeiten aufweisen. Dasselbe Phänomen ergibt sich für Charaktere und Persönlichkeitstypen (insofern auch solche Charakterzüge einem Enhancement unterworfen werden könnten): Menschen sind introvertiert oder extrovertiert, mutig oder zurückhaltend, kommunikativ oder eher still veranlagt, und klarerweise schließen sich verschiedene Charaktertypen auch aus. Gewöhnlich geht man davon aus, dass bestimmte Eigenschaften für die Ausübung bestimmter Tätigkeiten oder Berufe vorteilhaft oder notwendig sind. Wenn ein Enhancement bestimmter Eigenschaften oder Charakterzüge möglich wäre, könnten diese also z.B. in Bezug auf einen bestimmten Beruf ausgewählt werden. Dies korrespondiert mit der Diskussion von Enhancement-Maßnahmen bei bestimmten Berufsgruppen, wie z.B. Medikamente zur Steigerung und Verlängerung der Wachheit und Aufmerksamkeit bei Piloten oder Soldaten. Wachstumshormone können nicht nur dafür eingesetzt werden, Kleinwüchsigkeit bei Kindern und Jugendlichen zu therapieren, sondern auch dazu, normalwüchsigen Kindern ein höheres Wachstum zu verschaffen, wie dies die Voraussetzung z.B. im Leistungs-

---

[24] Boorse 1977, 570.

sport in Sportarten wie dem Basketball ist. Voraussetzung dafür ist jeweils – nach dem heutigen Stand der Medizinethik –, dass die Betroffenen einwilligen, keine Schädigungen eintreten und dies bei Kindern und Jugendlichen im Besten Interesse der Betroffenen ist. Letzteres dürfte wohl von den meisten Menschen für nicht-therapeutische Eingriffe bestritten werden.

Auch diese Beispiele zeigen, dass es notwendig ist, sich für ein bestimmtes »funktionales Profil« zu entscheiden, solange es sich um irreversible Eingriffe handelt wie im Beispiel des Einsatzes von Wachstumshormonen. D.h., es wäre vielleicht möglich, mit einer höheren Körpergröße erfolgreich Basketball zu spielen, aber evtl. würde dies zu Nachteilen bei der Teilnahme an anderen Sportarten führen, d.h., die betreffende Person wäre auf diese Sportart festgelegt. Bei vorgeburtlichen Eingriffen im Rahmen eines genetischen Enhancement wäre dies entsprechend auf die Entscheidungen der Eltern und die spätere Beurteilung des Betroffenen zu übertragen. Zwar kann eine Person niemals die Einwilligung für eine vorgeburtliche Behandlung an ihr selbst erteilen, aber wir würden ja in jedem Fall davon ausgehen, dass sicherzustellen ist, dass diese Person zu einem späteren Zeitpunkt – als Jugendlicher oder Erwachsener, wenn sie in der Lage ist, vorgenommene Maßnahmen des Enhancement zu beurteilen – ebenfalls einem solchen Eingriff zustimmen könnte. Nun ist es zwar bekannt, dass Eltern immer die besten Entscheidungen für ihr Kind treffen wollen, aber sollten sie auch das Recht dazu haben, dies bei entscheidenden Weichenstellungen für besondere Talente und Begabungen des Kindes zu tun? Wenn z.B. die Mutter eine passionierte Architektin ist, die ihrem Kind entsprechende kreative Begabungen mitgeben möchte, wäre eine solche vorgeburtliche Veränderung vertretbar? Es lässt sich selbstverständlich schwer voraussagen, wie erfolgreich eine derartige Modifikation wäre, aber immerhin kann man sagen, dass es schwer vorstellbar erscheint, dass ein derart modifiziertes Kind einen solchen Eingriff *ex post* in allen Fällen gutheißen würde. Das zeigt uns schlicht die Erfahrung, dass Kinder normalerweise eigen-

ständig Entscheidungen für ihr Leben treffen wollen. Wenn wir
dies als ein zentrales Element menschlicher Autonomie voraussetzen, so verletzen elterliche Entscheidungen für bestimmte Talente
oder Begabungen dieses kindliche Recht der Selbstbestimmung.
Hier kommt eine weitere interessante Eigenschaft des Menschen
ins Spiel, welcher verschiedentlich auch als »Mängelwesen« beschrieben wird, d.h. dass er gegenüber anderen Lebewesen keine
klar definierte Lebensweise hat und sich dank seiner kulturell-
technischen Fähigkeiten an die unterschiedlichsten Umgebungen
anpassen kann.[25] Dieser merkwürdig undefinierte Charakter des
Menschen scheint auch für die hier zu führende Debatte um das
menschliche Maß von Relevanz zu sein. Selbstverständlich ist es
möglich, sich den Menschen auch an bestimmte Anforderungen
wesentlich besser angepasst zu denken, die Anforderungen wären
dann sozusagen direkt in seine leibliche und mentale Konstitution
integriert. So könnte man sich z.b. vorstellen, dass eine Person mit
verbesserten analytisch-mathematischen Fähigkeiten ausgestattet
wird und zugleich emotionale Züge ihres Charakters zurücktreten.
Diese Person wäre dann kein »Mängelwesen« mehr, sondern hätte
eine besondere Exzellenz in diesem kognitiven Bereich. Aus ethischer Sicht scheint es mir allerdings überzeugend zu sein, für
die beschriebene Situation einer vorgeburtlichen Entscheidung
das »funktionale Profil« eines Generalisten zu wählen (wie es in
Boorses Modell der Gesundheit entspricht). Die betreffende Person
wäre dann mit einer Reihe von Begabungen und Talenten in unterschiedlichen Bereichen ausgestattet und könnte zu einem späteren
Zeitpunkt selbst entscheiden, welche dieser Begabungen sie für
welche Ziele nutzen möchte. Dies entspricht unserem Verständnis
von Autonomie oder Selbstbestimmung, in welchem – dem kategori-
rischen Imperativ folgend – die Instrumentalisierung einer Person
für die Zwecke anderer ausgeschlossen werden muss. Eine breite
Verteilung von Begabungen erhält der Person zu einem späteren

---

[25] Vgl. Platon: Protagoras, 320c–322d.

Zeitpunkt die gewünschte »Offenheit des Lebensweges« (»Right to an Open Future«[26]) – dieses Argument soll im Verlauf dieses Beitrages noch weiter untersucht werden.

Joel Feinberg: The Child's Right to an Open Future

Die entsprechende Argumentationskette wurde ausführlicher in einem Beitrag von Joel Feinberg dargelegt. Der Autor erläutert in diesem Zusammenhang, dass bestimmte legale Rechte wie z.b. das Wahlrecht, das Recht, Alkohol zu trinken, ein Auto zu fahren u.a.m. typischerweise Erwachsenen zugeordnet werden, während wir bei Kindern und Jugendlichen aber nicht annehmen, dass diese rechtlos sind. Dabei unterscheidet er zwei Gruppen von Rechten, die Kindern zukommen: erstens das Recht, mit Grundgütern versorgt zu werden, da sie selbst noch nicht dazu in der Lage sind, für sich zu sorgen. Dies korrespondiert mit der Pflicht der Eltern oder des Staates, für angemessene Ernährung, Wohnung und Schutz der Heranwachsenden zu sorgen. Die zweite Art von Rechten nennt er »Vertrauensrechte« (»rights-in-trust«[27]), welche auf den ersten Blick den Autonomierechten der Erwachsenen zu ähneln scheinen. Da Kinder und auch teilweise Jugendliche bestimmte Entscheidungen noch nicht selbständig treffen können, so Feinbergs Gedanke, welchen er mit Beispielen aus dem Fürsorgerecht untermauert, sind diese Entscheidungen bis zu dem Zeitpunkt offenzuhalten, bis zu welchem die Kinder und Jugendlichen selbst darüber entscheiden können. Letztlich handelt es sich also um Entscheidungen, wie sie ein unabhängiger Treuhänder im Besten Interesse für Kinder und Jugendliche treffen würde, während möglicherweise direkte Verwandte Entscheidungen im Sinne ihres eigenen Vorteiles treffen

---

[26] Feinberg 2007.
[27] Ebd., 112.

würden. Ein Beispiel im politischen Kontext, welches Feinberg nennt, ist die Frage, ob Eltern religiöser Minderheiten wie der Amish in den USA das Recht haben sollen zu bestimmen, dass ihre Kinder Heimunterricht erhalten. Während die religiösen Eltern das Ziel haben, dass ihre Kinder nicht von der staatlichen Schule verweltlicht und »korrumpiert« werden, muss der Staat im Sinne der »Vertrauensrechte« der Kinder sicherstellen, dass diese eine Ausbildung erhalten, mit welcher Chancengleichheit gegenüber anderen Kindern gewahrt bleibt. Als generelles Kriterium kann dabei zusammenfassend genannt werden, dass den Kindern eine »offene Zukunft« nicht verwehrt werden darf, dass sie zu einem späteren Zeitpunkt die Möglichkeit haben, eine eigenständige Entscheidung zu treffen. Die damit in Verbindung stehenden Rechte nennt er »vorausschauende Autonomierechte« (»anticipatory autonomy rights«):

> »When sophisticated autonomy rights are attributed to children who are clearly not yet capable of exercising them, their names refer to rights that are to be saved for the child until he is an adult, but which can be violated ›in advance‹, so to speak, before the child is even in a position to exercise them. [...] His right while he is still a child is to have these future options kept open until he is a fully formed self-determining adult capable of deciding among them.«[28]

Diese Formulierung der »vorausschauenden Autonomierechte« ist aus meiner Sicht ein plausibler und zutreffender Gedanke, der auch einige Vorteile gegenüber dem etwas statischen Konzept des »Kindeswohles« hat. So lässt sich aus diesen Rechten plausibel der Übergang vom Kind zum einwilligungsfähigen Jugendlichen und zum Erwachsenen mit vollem Recht der Selbstbestimmung herleiten. Es kann auch plausibel gemacht werden, warum es einen Schutzraum für das Leben des Kindes geben muss, in welchen andere Personen nicht eingreifen dürfen, um seine – zum gegenwärtigen Zeitpunkt noch eingeschränkte – Autonomie für zukünftige Entscheidungen zu wahren.

---

[28] Ebd., 113.

Vorgeburtliche oder frühe Eingriffe: Das »Argument des offenen Lebensweges«

In dem von Feinberg genannten Beispiel der Reichweite der Rechte religiöser Minderheiten wurde bereits eine Analogie zwischen Erziehungsfragen und Enhancement-Maßnahmen bei Kindern formuliert. In der Tat stellt sich hier die Frage, inwieweit Eltern das Recht haben, durch eine strikte Erziehung eine bestimmte Entwicklung des Kindes zu fördern oder sogar zu erzwingen bzw. wie weit die individuelle Entwicklung von Kindern in der Erziehung toleriert werden muss, auch wenn diese keine Spitzenleistungen erbringen. Hier lässt sich z.b. an Sportarten wie das Turnen denken, die im Kindesalter bereits einen extrem hohen körperlichen und zeitlichen Aufwand fordern mit einer eher geringen Chance, dass die Sportler später einmal in internationalen Wettkämpfen reüssieren. Generell kann man wohl sagen, dass der Rahmen, was hier als akzeptabel und vertretbar erscheint, überwiegend kulturell, historisch und politisch gesetzt wird, aber dennoch ethische und rechtliche Implikationen hat. Im Einklang mit Feinbergs »Argument des offenen Lebensweges« lässt sich formulieren, dass für alle Aktivitäten, die in bedeutendem Umfang über das Maß des normalen und gesellschaftlich Anerkannten hinausgehen, das grundsätzliche Einverständnis der Kinder und Jugendlichen vorausgesetzt wird und sich die Vorstellung, dass Kinder und Jugendliche zu ihrem Glück auch »gezwungen werden müssten«, eher in autoritären und diktatorischen Staaten findet. Dennoch kann man natürlich hinterfragen, was denn dann das normale und gesellschaftlich Anerkannte darstellt und ob sich hier nicht ein normativer Zirkelschluss auftut. Die Antwort ist naheliegend, dass die humane, demokratische Gesellschaft, die allen Personen in Kindheit und Jugend gleichermaßen eine eigenständige Entwicklung zugesteht, auf bestimmten kulturellen, religiösen und rechtlichen Traditionen aufbaut, welche die Selbständigkeit und Eigenständigkeit (und damit die individuelle Würde des Menschen) schützen und respektieren, und dies im Widerspruch dazu steht, Menschen vollständig nach den Vorstellungen anderer (und seien es die Eltern) zu formen.

Gehen wir nun noch einmal – wie dies ja auch im Falle des genetischen Enhancement sein würde – auf mögliche vorgeburtliche Eingriffe ein. So haben einige britische Ethiker gefordert, dass man durch eine Präimplantationsdiagnostik (PID) im Rahmen einer künstlichen Befruchtung immer die Embryonen identifizieren und einpflanzen sollte, welche die »besten« (z.B. kognitiven) Fähigkeiten besitzen.[29] Dies setzt einerseits voraus, dass sich diese zu bevorzugenden Eigenschaften für die Lebensspanne des Kindes identifizieren lassen, und andererseits, dass Eltern und Ärzte die Befugnis haben sollten, in diesem Sinne »mögliche Personen« (d.h. Embryonen im Rahmen einer PID) auszuwählen oder zu verwerfen. Nicht ganz zufällig wird von Befürwortern einer solchen Vorgehensweise zumeist die Intelligenz als eine Eigenschaft genannt, die hier in Frage kommt und ein solches Projekt in positivem Licht erscheinen lässt. Dies dürfte daran liegen, dass die Intelligenz am ehesten als eine rein »instrumentelle« Eigenschaft gelten kann, die von allen möglichen Personen akzeptiert werden kann.[30] Dennoch liegt natürlich auf der Hand, dass die Bevorzugung der Intelligenz eher in das akademische Milieu zu verorten ist und bei Personen bevorzugt wird, die in irgendeiner Hinsicht mit kognitiven und abstrakten Fragestellungen zu tun haben. In der antiken Philosophie war das *summum bonum,* also das höchste Gut, bekanntlich nicht die Intelligenz, sondern ein gelingendes Leben, und es gibt sicherlich keine Garantie, ein solches Leben zu führen, wenn man besonders intelligent ist. Intelligent zu sein ist nicht gleichbedeutend damit, ein »gelingendes Leben« zu führen, und manche Menschen, die intelligent sind, würden sich vielleicht eher wünschen, sozial anerkannt zu sein. Zur Illustration dieses Gedankens sei das folgende Zitat von Friedrich Nietzsche angeführt:

---

[29] Savulescu 2001.
[30] Vgl. für eine ausführlichere Diskussion dieser Thematik Lenk 2009, 101ff.

»Hier bringt nun Jeder zunächst eine Beobachtung mit: das historische Wissen und Empfinden eines Menschen kann sehr beschränkt, sein Horizont eingeengt wie der eines Alpenthal-Bewohners sein, in jedes Urtheil mag er eine Ungerechtigkeit, in jede Erfahrung den Irrthum legen, mit ihr der Erste zu sein – und trotz aller Ungerechtigkeit und allem Irrthum steht er doch in unüberwindlicher Gesundheit und Rüstigkeit da und erfreut jedes Auge; während dicht neben ihm der bei weitem Gerechtere und Belehrtere kränkelt und zusammenfällt, weil die Linien seines Horizontes immer von Neuem unruhig sich verschieben, weil er sich aus dem viel zarteren Netze seiner Gerechtigkeiten und Wahrheiten nicht wieder zum derben Wollen und Begehren herauswinden kann.«[31]

Anknüpfend an die vorhergehenden Argumente dieses Beitrages können wir feststellen, dass die wirkungsvolle Behandlung von Krankheiten – also die Therapie – allgemein als Rechtfertigung für Eingriffe in die körperliche Integrität von Kindern und Jugendlichen akzeptiert wird (wobei selbstverständlich auch therapeutische Eingriffe einer Risiko-Nutzen-Abwägung unterliegen). Letztlich besteht hier eine Art Objektivität des Urteiles bzw. allgemeine Akzeptanz, die uns davon ausgehen lässt, dass die oder der Betroffene – obwohl sie oder er zum gegenwärtigen Zeitpunkt (als Kind) noch kein eigenes Urteil über den Eingriff treffen kann – dies später akzeptieren und gutheißen wird. Diese Objektivität fehlt aber in den zu beantwortenden Wertfragen, wenn wir uns im Rahmen des Enhancement dafür entscheiden sollen, welche Kinder oder welche kindlichen Eigenschaften für die weitere Entwicklung einer Person »die Besten« sind. Auch wenn nichts dagegen spricht, solche Entscheidungen für die eigene Person zu treffen und damit gegebenenfalls auch Risiken auf sich zu nehmen (z.B. bei ästhetischen Operationen), so erscheint es doch mit der Autonomie anderer Menschen als unvereinbar, solche Entscheidungen *für sie* zu treffen. Das »Argument des offenen Lebensweges« lehnt solche weitgehenden Eingriffe ab und beschneidet damit auch die Macht

---

[31] Nietzsche 1999, 252.

der Eltern über ihre Kinder. *Falls derartige Eingriffe einmal als me-dizinisch und technisch machbar erscheinen, muss das Maß des Menschen dann von der Gesellschaft auch gegenüber Eltern oder anderen Personen vertreten werden, die Kinder in einem beson-ders starken Maße formen und beeinflussen wollen.*

Schlussfolgerungen

Wie zu Beginn des vorliegenden Beitrages dargestellt wurde, benö-tigt man ein tragfähiges Konzept bzw. eine validierte Vorstellung von Gesundheit und Krankheit, um sinnvoll über ein »Enhance-ment« des Menschen sprechen zu können. Weiterhin wurde darge-stellt, dass das medizinische Konzept von Gesundheit als Funktio-nalität des Körpers in der Rekonstruktion von Boorse die Leistungsfähigkeit in zahlreichen Lebensbereichen impliziert, wor-aus sich ein spezifisch menschliches Anforderungsprofil – im Ver-gleich zu anderen Organismen und Lebewesen – ergibt. Das Sosein des Körpers ist dabei durch die natürliche Entwicklung weitgehend festgelegt. Der Körper ist ein Organismus, der darauf ausgerichtet ist, bestimmte Ziele zu verwirklichen. Auf einer basalen Ebene handelt es sich dabei um die biologischen Ziele des psychisch-kör-perlichen Gedeihens, des Überlebens sowie der Fortpflanzung. Auf einer höheren Ebene handelt es sich um die emotionalen, sozialen und kognitiven Ziele intelligenter Wesen. Charakteristisch für die Spezies Mensch ist dabei eine gewisse Offenheit der Gestaltung, die ihn als unterdeterminiertes »Mängelwesen« für die verschie-densten Lebenswege geeignet macht. Ein bewusster Eingriff in die mentale und körperliche Verfasstheit ist entsprechend ein norma-tiv motivierter Eingriff (ein Individuum soll »besser« gemacht wer-den), welcher diese Offenheit in die eine oder andere Richtung be-schränkt. Aus der Unterscheidung von Therapie und Enhance-ment – insofern die Leser zustimmen, dass eine solche Unterscheidung sinnvoll getroffen werden kann – ergibt sich dann eine Abgrenzung der Therapie gegenüber dem rein technisch Machbaren einer Modifikation des menschlichen Körpers und des menschlichen Geistes. Dabei wurde darauf hingewiesen, dass es bedeutende Graubereiche zwischen dem Therapeutischen und der »Verbesserung« des Menschen gibt. Ein solches Konzept bietet dann ein »menschliches Maß«, ist aber nicht unumstritten aufgrund seiner naturalistischen Prämissen. Diese mag man kritisieren, man muss aber letztlich nach Ansicht des Autors doch zugestehen, dass das Konzept der weitgehend erfolgreichen Vorgehensweise der modernen Schulmedizin entspricht, die eben davon ausgeht, dass es zu trennende Bereiche des Pathologischen sowie des Gesunden – im Sinne des physiologisch richtigen, normal funktionierenden Körpers – gibt. Das im Gefolge Feinbergs präsentierte Argument des »offenen Lebensweges« ist dabei ein Beispiel für rationale Argumente, die gegen die Einpflanzung vermeintlich universell wünschbarer Eigenschaften sprechen. Wie dargestellt wurde, folgt die Ablehnung von Enhancement-Maßnahmen beim Embryo und bei Kindern dabei nicht einer Kritik des künstlichen Eingriffes gegenüber dem »Natürlichen«, sondern vielmehr aus dem Respekt gegenüber dem zukünftig autonomen Menschen, dessen Entscheidungen nicht vorweggenommen werden sollten. Zwar kann vermutlich die Eigenschaft der Intelligenz, was mögliche kognitive Eingriffe angeht, am ehesten den Anspruch erheben, zu einer (instrumentell nützlichen, vom normativen Standpunkt relativ neutralen) Verbesserung des Menschen zu führen, aber auch hier sind selbstverständlich Risiken und unbeabsichtigte Nebenwirkungen keineswegs auszuschließen. Dabei ist auch zu berücksichtigen, dass die moderne Forschung noch keineswegs geklärt hat, wie das Konstrukt der Intelligenz auf neuronaler Seite zustande kommt und welche personalen Veränderungen hervorgerufen werden, wenn solche Wesenszüge des Individuums verändert werden. Insofern bleibt hier noch die menschliche Konstitution, so wie wir sie kennen, tatsächlich bis auf Weiteres »das Maß der Dinge«.

Literatur

Boorse, Christopher (1977): Health as a Theoretical Concept, Philosophy of Science 44, 542–573.

Coenen, Christopher (2008): Schöne neue Leistungssteigerungsgesellschaft?, TAB-Brief NR. 33, Juni, 21–27.

Feinberg, Joel (2007): The Child's Right to an Open Future, in: William Aiken / Hugh LaFollette (Hrsg.): Whose Child? Children's Rights, Parental Authority, and State Power, Totowa, NJ, 124–153.

Habermas, Jürgen (2001): Die Zukunft der menschlichen Natur. Auf dem Weg zu einer liberalen Eugenik?, Frankfurt a.M.

Hume, David (2007): A Treatise of Human Nature, Bd. 1: Texts, hrsg. von David Fate Norton und Mary J. Norton, Oxford u.a.

Kant, Immanuel (⁷1994): Grundlegung zur Metaphysik der Sitten, hrsg. von Karl Vorländer, Hamburg.

Kant, Immanuel (¹¹1997): Die Metaphysik der Sitten, Werkausgabe Bd. 8, hrsg. von Wilhelm Weischedel, Frankfurt a.M.

Kettner, Matthias (Hrsg.) (2009): Wunscherfüllende Medizin. Ärztliche Behandlung im Dienst von Selbstverwirklichung und Lebensplanung, Frankfurt a.M.

Kipke, Roland / Gündüz, Eray (2017): Philosophische Dimensionen der Menschenwürde – zu den Grundlagen des höchsten Verfassungsgutes, Juristische Ausbildung 39, Heft 1, 9–15.

Lenk, Christian (2002): Therapie und Enhancement. Ziele und Grenzen der modernen Medizin, Münster.

Lenk, Christian (2008): Gibt es das Recht auf Eigentum am eigenen Körper? Ein Beitrag zur Forschungsethik in der kantischen Tradition der Aufklärung, Zeitschrift für Medizinische Ethik 54, 13–21.

Lenk, Christian (2009): Kognitives Enhancement und das »Argument des offenen Lebensweges«, in: Bettina Schöne-Seifert u.a. (Hrsg.): Neuro-Enhancement. Ethik vor neuen Herausforderungen, Paderborn, 93–106.

Lenk, Christian (2013): Enhancement, in: Rolf Gröschner / Antje Kapust / Oliver W. Lembcke (Hrsg.): Wörterbuch der Würde, München, 255–257.

Nietzsche, Friedrich (1999): Unzeitgemässe Betrachtungen. Zweites Stück: Vom Nutzen und Nachtheil der Historie für das Leben, in: ders.: Kritische Studienausgabe, Bd. 1: Die Geburt der Tragödie. Unzeitgemäße Betrachtungen I–IV. Nachgelassene Schriften 1870–1873, hrsg. von Giorgio Colli und Mazzino Montinari, Neuausgabe, München u.a., 243–334.

Parens, Erik (2006): Surgically shaping children. Technology, ethics, and the pursuit of normality, Baltimore.

Pilgrim, Urs (2012): Medikalisierung – ist immer mehr immer besser?, Bulletin der Schweizerischen Akademie der Medizinischen Wissenschaften, Heft 4, 1–4.

Savulescu, Julian (2001): Procreative Beneficence: Why We Should Select the Best Children, Bioethics 15, Heft 5/6, 413–426.

Schramme, Thomas (2013): Psychische Dysfunktion. Grundlage für den Begriff der psychischen Krankheit?, in: Peter Hucklenbroich / Alexa Buyx (Hrsg.): Wissenschaftstheoretische Aspekte des medizinischen Krankheitsbegriffs, Paderborn, 193–210.

Tugendhat, Ernst ([8]2012): Vorlesungen über Ethik, Frankfurt a.M.

Viehöver, Willy / Wehling, Peter (Hrsg.) (2011): Entgrenzung der Medizin. Von der Heilkunst zur Verbesserung des Menschen?, Bielefeld.

Wachter, Frans de (2001): Sport as mirror on modernity, Journal of Social Philosophy 32, 90–98.

Weber, Max ([3]2010): Die protestantische Ethik und der Geist des Kapitalismus, hrsg. und eingeleitet von Dirk Kaesler, München.

Hendrik Karpinski

Auf der Suche nach dem Maß des Menschen

Entscheidungen im medizinischen Alltag

Ich möchte in drei Abschnitten das Thema durchaus von der praktischen Seite her beleuchten. Zunächst soll auf die Themen Selbstoptimierung und Enhancement eingegangen werden. Dann soll an drei Beispielen Entscheidungsfindung im medizinischen Alltag beleuchtet werden, um schließlich in einigen Schlussbemerkungen einen Versuch der Orientierung zu unternehmen.

Bei der Suche nach Maß, aber grundsätzlich insgesamt in der medizinethischen Debatte erlebe ich oft Diskussionen, die auf Grenzfälle fokussieren: gern in lebensbedrohlichen Situationen, bei der Geburt oder am Ende des Lebens. Man versucht sich dabei zu positionieren und zu orientieren. Die Frage entsteht: Ist das eigentlich in allen Fällen zielführend und methodisch korrekt? Ich möchte versuchen, eine Gegenposition zu beziehen, und sage: Vielleicht ist die Betrachtung der Grenzen nicht immer allein geeignet, um das große Feld des »Dazwischen« zu beleuchten, und möchte das anhand eines Vergleiches anschaulich machen: Hätten wir die Aufgabe, ein Bild zu betrachten und zu beschreiben, würden wir dann bei den Rändern beginnen?

Ich beziehe mich medizinethisch häufig auf Giovanni Maio, der mir in manchem recht nahe ist.[1] In seiner Literatur findet man immer wieder eine Grundposition, die besagt, dass es eigentlich in unserer Zeit wenig verbindliche Grundsätze gibt. Irgendwie ist es insbesondere der Wert der Freiheit, der weithin gesellschaftlicher

---

[1] Maio 2014a, 2014b, 2017.

Konsens ist. In der medizinethischen Debatte und im Gespräch mit Philosophen gewinne ich zuweilen den Eindruck, der allerhöchste Wert ist Autonomie und alles andere zählt darüber hinaus wenig.

Beim Nachdenken über die Frage nach dem Maß des Menschen bin ich auf einen Aufsatz von Anselm Grün gestoßen.[2] Er beschreibt darin, was nach der benediktinischen Regel als »Maß« gesehen wird. Benedikt habe drei Ebenen unterschieden: erstens die Ebene der *mensura*, das Maß als etwas Messbares, zweitens die Ebene des *temperare*, das Sichmäßigen, um den eigenen Lebensrhythmus zu finden, drittens die Ebene der *discretio*, das rechte Maß im Umgang mit den anderen, die individuell verschieden sind und deshalb ihrer Individualität gemäß behandelt werden wollen. In der heutigen Medizin spielt die erste Ebene, das Messbare, eine große Rolle. Meine eigene ärztliche Tätigkeit ist dagegen stark von den beiden anderen Ebenen geprägt.

1. Selbstoptimierung und Enhancement

Bei dem Thema Selbstoptimierung ist zunächst zu klären, wie man begrifflich vorgeht, weil das Verständnis sehr stark variiert, je nachdem, aus welchem Blickwinkel man es betrachtet. Das *Lexikon der Neurowissenschaft* beschreibt Selbstoptimierung als »eine grundlegende Eigenschaft des Nervensystems, die auf allen Ebenen nachzuweisen ist. Sie kann als eine spezielle Form des Lernens aufgefasst werden«.[3] Im *Duden* dagegen steht: »jemandes (übermäßige) freiwillige Anpassung an äußere Zwänge, gesellschaftliche Erwartungen oder Ideale u. Ä.«[4] Selbstoptimierung im Sinne des *Duden*

---

[2] Grün 2010.

[3] https://www.spektrum.de/lexikon/neurowissenschaft/selbstoptimierung/
11639 (abgerufen am 27.07.2018).

[4] https://www.duden.de/rechtschreibung/Selbstoptimierung (abgerufen am
27.07.2018).

beschreibt etwas, in dem eine Übermäßigkeit enthalten ist und viel mit äußeren Erwartungen einhergeht. Nach meinem Verständnis ist es hilfreich, die Bewertung zunächst noch zu vermeiden. Dann ergibt sich, dass Optimieren etwas sehr Physiologisches ist – etwas, was permanent in unserem Organismus abläuft und uns gesund erhält. Es ist ein Grundprinzip unseres Lebens. Ich denke, dass man diese Prozesse wie »Lernen«, aber auch das, was wir unter »Entwicklung« verstehen, in den Kontext »Optimierung« stellen muss. Deswegen ist Optimieren zunächst einmal ein Begriff, der mir sehr nahe ist und dem ich eher eine positive Bewertung geben würde. Die Frage ist: Wo wird denn nun dieser »Segen«, der uns leben lässt, auch zum Fluch?

Natürlich ist schon immer die Begriffsdefinition mit argumentativen Zwecken behaftet. Das habe ich versucht, zunächst nicht zu tun.

Ähnlich sieht es mit dem Begriff »Enhancement« aus. Im *Oxford Dictionary* ist es zunächst als ein »increase or improvement in quality, value, or extent«[5], als ein Anstieg oder eine Verbesserung beschrieben. In der Diskussion, auch auf dieser Tagung, gibt es schon ganz unterschiedliche Vorstellungen und Interpretationen – oft mit einer skeptischen Konnotation. Zunächst einmal heißt es Verbesserung von Leistung, Qualität, Ausmaß, Maß und Größe – in einer metrischen Weise. In der Literatur wird die Definition für »Neuroenhancement« ganz unterschiedlich gesetzt. Eine sehr hilfreiche Definition möchte ich hier einführen: »Pharmakologisches Neuroenhancement [...] bezeichnet den Versuch gesunder Menschen, die Leistungsfähigkeit des Gehirns und/oder ihr psychisches Wohlbefinden durch die Einnahme von verschreibungspflichtigen Medikamenten oder illegalen Stimulanzien zu verbessern.«[6] Es geht dabei also um gesunde Menschen und um Leistungsfähigkeit. Außerdem ist immer eine bestimmte Qualität von Substanzen ge-

---

5 https://en.oxforddictionaries.com/definition/enhancement (abgerufen am 27.07.2018).
6 Moesgen/Klein 2015, 16.

meint, nämlich die, die normalerweise verschreibungspflichtig sind. Das macht es problematisch. Damit bedarf es einer medizinischen Indikation. Die Entscheidung, ob eine medizinische Indikation vorliegt, ist in unserer Gesellschaft jedoch den Ärzten vorbehalten. Damit liegt die Hoheit, darüber zu entscheiden, was Enhancement ist oder nicht, allein bei den Ärzten. Das halte ich für sehr problematisch, obwohl vielleicht manche meiner Kollegen dazu eine andere Auffassung haben. Ich glaube, es ist trotzdem problematisch. Konsequent müsste man sagen: Enhancement liegt immer vor, wenn es keine medizinische Indikation gibt. Dann entscheidet die Frage: Wo ist denn eigentlich genau die Grenze? Etwa wenn man nicht mehr gesund genug ist, damit eine Maßnahme, beispielsweise die Verabreichung einer Substanz, nicht mehr Enhancement ist, sondern schon Therapie. Und so stellt sich auch hier die Frage noch einmal in Richtung eines Gesundheits- oder eines Krankheitsmodells.

Giovanni Maio hat sich mit dem Thema auseinandergesetzt. Ich möchte einige Einwände zusammentragen, die man in der Debatte berücksichtigen sollte.[7] Zum Beispiel formuliert er: »Der moderne Mensch ist in seine Freiheit entlassen«. Er leitet daraus ab, dass der moderne Mensch sich immer mehr gezwungen sieht, ein erfolgreiches Leben führen zu müssen. So entsteht eine Tendenz von »das gute Leben« hin zu »das erfolgreiche Leben« als Lebensmaxime. Ein erfolgreiches Leben stellt tendenziell Leistung und Optimierung in den Fokus. Enhancement zu betreiben, ist umso mehr folgerichtig, je stärker Leistungsaspekte andere Werte übertreffen. Wenn Leistungssteigerung als besonders erstrebenswert gilt und es steigernde Substanzen gibt, dann ist die Freiheit, sich zu entscheiden, sehr schnell gefährdet. Zugespitzt formuliert: Wenn Enhancement etwas ist, das nicht abzulehnen ist, kann die Anwendung im Alltag auch von der Umgebung erwartet werden. Maio nennt das »Imperativ des Gelingens«.[8]

---

[7] Vgl. zum Folgenden Maio 2014a, 8off.
[8] Ebd., 82.

Nehmen wir beispielsweise an, wir würden, damit man sich besser konzentrieren und zuhören kann, Ritalin auf eine Kaffeetafel stellen und jeder kann sich entscheiden, ob er es nimmt oder nicht. Dann wäre es vielleicht so, dass man annehmen könnte, dass diejenigen, die es nicht genommen haben, den anderen nicht richtig zuhören wollen.

Ein weiteres Problem ergibt sich aus der unklaren Zielvorstellung für Optimierung. Wenn man etwas verbessern will, müsste zunächst geklärt sein, was eine Verbesserung oder Optimierung des Menschen sein könnte. Daran mangelt es in vielen Kontexten. Weiter führt Maio aus, es sei typisch für Neuroenhancement, weitestgehend ohne Anstrengung die entsprechende Wirkung zu erzielen. Damit wäre nicht mehr die eigentliche Leistung, sondern die Substanz allein für einen Erfolg ausschlaggebend. Hier kann man allerdings eine gewisse Verengung erkennen. In vielfacher Hinsicht kann wohl davon ausgegangen werden, dass bei gleicher Anstrengung eine stärkere Leistung möglich wird.

Berechtigterweise gibt Maio zu bedenken, dass gerade die gewünschte Autonomie und auch die Authentizität der Einzelpersonen durch das Betreiben von Enhancement gefährdet sind. Das heißt also paradoxerweise, dass gerade die angestrebte Freiheit damit in Frage gestellt ist. Maio geht davon aus, dass letztlich aus dem Wettbewerb – etwa aus dem Arbeitswettbewerb – eine sehr starke Tendenz zur Anwendung von Enhancement erfolgt. Würde danach pharmakologisches Neuroenhancement selbstverständlich werden und damit die permanente Suche, wie man steigern kann, würde alles, was man jetzt ist und was man aktuell hat, entwertet. Das muss negative psychische Konsequenzen haben. Mit Maio besteht der einzige Weg, sich davor zu schützen, darin, Dankbarkeit für das Gegebene zu leben und zu verinnerlichen.[9]

Das Thema Neuroenhancement ist in den letzten Jahren viel diskutiert worden. Auslöser und Verstärker war eine Arbeit in *Nature*,

---

[9] Ebd., 8off.

in der Neuroenhancement thematisiert wurde, und die nachfolgende Diskussion. Dabei wurden die Leser online befragt, wie sie mit dem Thema Neuroenhancement umgehen und wie häufig sie bestimmte Substanzen (z.B. Ritalin) einnehmen. Es gab 1.400 Antworten, die aus einem sehr selektierten Kollektiv stammten. Das Ergebnis: Über 60 % haben niemals Enhancer benutzt. Eine kleinere Gruppe nahm solche Substanzen für medizinische Zwecke, in unserem Zusammenhang wohl als Therapie einzuordnen. Bemerkenswert ist dabei ein Gipfel zwischen 45 und 55 Jahren. (Das könnten die Betablocker sein, die da noch einmal abgefragt wurden.) Überraschend gab es aber bei dieser Umfrage einen hohen Prozentsatz von über 20 % *Nature*-Lesern, die angegeben hatten, Substanzen zur Steigerung der Konzentrationsfähigkeit oder der Gedächtnisleistung ohne medizinische Indikation genommen zu haben. Insbesondere waren es die jüngeren Leser, mit zunehmendem Alter weniger und einem zweiten Gipfel zwischen 55 und 65 Jahren.[10]

Lassen sich diese Daten wirklich in sorgfältigen Studien bestätigen? Die Literatur weist viele Erhebungen auf, insbesondere in den Vereinigten Staaten und sehr stark fokussiert auf zwei Gruppen: Akademiker und Studenten. Bei diesen Gruppen finden sich ganz unterschiedliche Angaben, meist mit Raten, die uns sehr hoch vorkommen. Mit dem Versuch, das Bild übersichtlich zusammenzufassen, finden sich in den USA in der Lebenszeitprävalenz (»Haben Sie jemals eine der fraglichen Substanzen benutzt?«) Raten von 1 bis 20 %, je nachdem, welche Gruppe man befragt. Bei Medizinstudenten ist die Rate höher als bei anderen, hier zwischen 5 und 10 %.

In Deutschland sind diese Raten niedriger. Dort hat man jedoch auch andere Gruppen befragt, z.B. Arbeitnehmer. Es gibt eine große Befragung von einer Krankenversicherung, der DAK, bei der ein Prozentsatz noch einmal deutlich geringer ist.[11] Offensichtlich ist

---

[10] Maher 2008.
[11] Vgl. Giesert/Wendt-Danigel 2011, 7.

eine klare Aussage über die Verwendung von Substanzen nicht möglich. In Deutschland und Europa ist Neuroenhancement wahrscheinlich deutlich weniger verbreitet als in Amerika. So liegt die Einjahresprävalenz (»Haben Sie im letzten Jahr eine der fraglichen Substanzen benutzt?«) in den Vereinigten Staaten bei 4 % und in Deutschland ca. bei der Hälfte.[12]

Die spezielle Rolle der Fachliteratur wurde in einer bemerkenswerten Veröffentlichung von einer australischen Arbeitsgruppe deutlich.[13] Sie hat festgestellt, dass die Datenbasis für die Verbreitung und die Wirksamkeit von Neuroenhancement nach anerkannten wissenschaftlichen Kriterien eher schwach ist. Die Menschen, die Ritalin benutzen, nehmen es oft in der Überzeugung, einen Vorteil davon zu haben. Das leistungssteigernde Moment ist entweder nur gering oder gar nicht vorhanden. Auch spätere Arbeiten kommen zu ähnlichen Ergebnissen. Und das gilt für viele andere Substanzen ganz ähnlich. Dabei wird »leistungssteigernd« im Sinne des Enhancements verstanden. Unspezifische Wirkungen, wie etwa Wachheit bei Amphetaminen, können zwar beispielsweise vor einer Prüfung am letzten Tag dafür sorgen, den Prüfling wach zu halten, die Gedächtnisleistung wird jedoch bei Gesunden nicht gebessert.

Die genannte Arbeitsgruppe hat vor allem gefragt: Wie wird dieses Thema überhaupt in der Wissenschaftscommunity rezipiert? Dazu wurden 142 englischsprachige Zeitschriften analysiert, um zu erfassen, wie das Thema dargestellt wird. Die Ergebnisse geben ein völlig anderes Bild, als sich bisher aus der Datenlage ergibt: 93 % der Aufsätze berichten, dass Neuroenhancement »häufig«, 77 %, dass es »zunehmend« auftritt. Mindestens eine positive Wirkung behaupten Autoren in 95 % der Beiträge. Seriöse Daten über positive Effekte von Enhancement werden schon aus ethischen Gründen kaum methodisch korrekt zu erheben sein.

---

[12] Eine gute Übersicht dazu findet sich bei Moesgen/Klein 2015, 31–60.
[13] Partridge u.a. 2011.

Das heißt also, dass wir hier eine Darstellung in der Wahrnehmung wissenschaftlicher Zeitschriften finden, die keineswegs evidenzbasiert ist. Man könnte diesen Effekt sogar als einen massiven Publikationsbias oder einfach als »Medienblase« bezeichnen. Einschränkend soll aber natürlich erwähnt werden, dass die Bedeutung dieser Thematik nicht allein von der Häufigkeit des Auftretens, sondern vom anzunehmenden Stellenwert für die Zukunft abgeleitet werden sollte.

2. Entscheidungsfindung im medizinischen Alltag: drei Beispiele

Nachfolgend soll in einem sehr praktisch orientierten Teil versucht werden, anhand von drei Krankheitsbildern bzw. Problemfeldern Entscheidungssituationen zu betrachten. Mit Bezug auf die bisherigen Ausführungen und auf Maio, aber auch aus meiner eigenen Haltung heraus soll deutlich gemacht werden, wo eigentlich in dem ganzen Prozess die Rolle des Arztes zu sehen ist. Dabei muss es zu einer Entscheidung kommen: Was ist krank und was ist gesund? Und wo ist die Grenze zwischen den beiden Polen? Wir haben schon in den genetischen Sitzungen unserer Tagung diskutiert, dass die Setzung als »krank« durch die Ärzte natürlich weitreichende Konsequenzen hat. Das reicht bis in die Beratungspraxis hinein, beispielsweise bei der Trisomie 21. Was ist eigentlich »normal« und was ist »pathologisch«?

Die Kultur der ärztlichen Tätigkeit, des ärztlichen Selbstverständnisses und der Entscheidungsfindung hat sich in den letzten 10 Jahren verändert. Auch die Erwartung der Patienten an uns Ärzte hat sich entwickelt. Waren Ärzte früher eher stark dominierend in Entscheidungen den Patienten betreffend, so sehen Medizinethiker und zunehmend auch die Ärzte selbst heute in der Regel diesen Stil als stark paternalistisch an. Das Selbstverständnis von uns Ärzten hat sich weitestgehend hin zu einer beratenden und informierenden Rolle verändert. Patienten oder Stellvertreter des Patienten sollen qualifiziert und informiert werden, mit dem Ziel, selbst entscheidungsfähig zu sein, und das im Sinne einer autonomen Entscheidung. Dabei stellt sich dann die Frage: Soll es noch Entscheidungen und Grenzen geben, bei denen der Arzt weiter stark führt? Und entspricht das auch seinem Selbstverständnis?

2.1 Diabetes mellitus

Die erste Fallkonstellation, die wir alle von der Biochemie und von der Pharmakologie her ganz gut kennen, ist die Behandlung des Diabetes mellitus. Das Hormon Insulin hat in unserem Körper die Funktion, Glukose aus dem Blut heraus in verschiedene Köperzellen aufzunehmen. Damit sorgt es für wichtige Stoffwechselvorgänge und die Homöostase des Glukosespiegels im Blut. Normalerweise funktioniert das reibungslos. Im Falle einer pathologischen Situation gibt es grundsätzlich zwei Typen von Erkrankungen: Diabetes Typ I, bei dem das Problem darin besteht, dass zu wenig Insulin vom Körper produziert wird. Beim Typ-II-Diabetes ist es etwas komplexer. Vereinfacht dargestellt, werden die Zellen gegen Insulin unempfindlicher, wodurch für den gleichen Effekt mehr Insulin gebraucht würde. Es besteht also ein relativer Insulinmangel. Bei Typ I wird folgerichtig Insulin verabreicht. Das ist eine sehr erfolgreiche Therapie, denn das verabreichte Insulin korrigiert das Defizit. Es wird also versucht, genau das zu ersetzen, was fehlt. Die Qualität der Therapie hängt vor allem davon ab, ob es gelingt, die richtige Menge über den richtigen Zeitraum zu verabreichen.

Fazit: Es gibt eine klare Erkrankung und eine präzise Substitution, es handelt sich also um eine Therapie und sicher nicht um Enhancement.

Beim Typ-II-Diabetes wird eine Vielzahl von Interventionen empfohlen, letztlich muss allerdings auch hier in vielen Fällen die Gabe von Insulin erfolgen, wobei wir letztlich gewissermaßen

Überdosen von Insulin verabreichen. In diesem Falle ist es keine reine Substitution mehr. Aber es funktioniert. Die große Menge von Insulin macht zwar auch Probleme, aber die Vorteile überwiegen so augenscheinlich, dass eigentlich keine große Debatte entsteht.

In der Bewertung kommt man zu dem Ergebnis, dass es insgesamt wenig Schwierigkeiten bereitet, zwischen krank und nicht krank im Feld von Diabetes zu unterscheiden. Ganz streng betrachtet, wird zwar in vielen Fällen auf einen Laborwert hin behandelt und nicht auf die Krankheitszeichen im engeren Sinne. Die Krankheitsfolgen und der Zusammenhang sind aber so klar und überzeugend, dass wir nicht zögern, Insulin zu geben. Das gilt auch für eine prädiabetische Stoffwechsellage, einer Situation, bei der man berechtigterweise fragen könnte, ob tatsächlich schon die Krankheit vorliegt, obwohl noch keinerlei Symptome vom Patienten wahrgenommen werden können. Es handelt sich um eine metabolische Therapie, die wir sehr technisch interpretieren. Als Modell verwenden wir Regelkreise. Damit ist der Vorgang der Insulintherapie unkritisch und weitestgehend unverdächtig für unsere internen Bewertungsinstanzen. Also offenbar eine Therapie, kein Enhancement und keine Diskussion.

2.2 Aufmerksamkeitsdefizitsyndrom (ADS)

Viel komplexer und stärker mit Bewertungen belegt ist die Situation bei einer medikamentösen Behandlung vom Aufmerksamkeitsdefizitsyndrom mit und ohne Hyperaktivität. Da reden wir über eine Häufigkeit von etwa 5 % in Deutschland.[14] Die amerikanischen Zahlen sind in der Regel höher. Bei etwa 40–50 % der Patienten wird angenommen, dass die Diagnose bis in das Erwachsenenalter bestehen bleibt.[15] In Deutschland wird diese Annahme weitestgehend vernachlässigt oder ist unbekannt. Wir haben es

---

[14] Banaschewski u.a. 2017.
[15] Schubert/Lehmkuhl 2017.

hier also nicht mit einer Kinderkrankheit zu tun oder mit einer Erkrankung des Jugendlichen, sondern mit Fragen, die in mehrfacher Hinsicht auch die Erwachsenen betreffen.

Hier drängt sich klar die Frage auf, ob ADS überhaupt als Erkrankung zu verstehen ist. Wo beginnt denn eigentlich der Krankheitswert? Ist es eine Erfindung der Psychiater oder der Pharmaindustrie? Aus einer akademischen Perspektive wird zuweilen sogar von der Medikalisierung eines sozialen Problems gesprochen, also der fälschlichen Einstufung einer sozialen Problematik als medizinisches Problem bzw. Krankheit.

Die Problematik der Grenzziehung soll am Beispiel einer wichtigen Studie weiter verdeutlicht werden. In einer für Deutschland bisher einzigartigen Untersuchung zur Gesundheitslage von Kindern und Jugendlichen, der sogenannten KIGGS-Studie, wurde unter vielen anderen Punkten auch nach psychischen Auffälligkeiten gefragt. Das geschah sowohl bei den Bezugspersonen von Kindern – in der Regel die Eltern – als auch bei den Kindern selbst mit anerkannten validierten Instrumenten (SDQ).

Ein wichtiges Ergebnis dieser Studie ist, dass durchschnittlich 22 % der Kinder in Deutschland als psychisch auffällig bewertet werden – entweder durch sich selbst oder durch die Bezugspersonen. Es handelt sich hierbei nicht um Behandlungsdiagnosen, sondern um »Auffälligkeiten«, die als Risiko angesehen werden, eine psychische Erkrankung zu bekommen.[16]

Dieser Prozentsatz erhöht sich bei Kindern mit einem niedrigen Sozialstatus auf fast ein Drittel. Hier käme niemand auf die Idee, dass sie alle behandelt werden müssen, geschweige denn pharmakologisch. Aber hier wird sehr deutlich, mit welchem Problem und mit welchen Problemfeldern wir es zu tun haben. Wie könnte hier eine Grenze definiert werden?

Als Kinder- und Jugendarzt, der seit vielen Jahren mit Familien arbeitet, bei denen es um dieses Thema geht, möchte ich mich klar

---

[16] Klasen u.a. 2017.

positionieren. Die Einschränkung der Aufmerksamkeit als zentrales Problem beim ADS und dabei vor allem die eingeschränkte Fähigkeit, die Daueraufmerksamkeit aufrechtzuerhalten, ist als physiologische Problematik beschreibbar und messbar. Ist eine solche Einschränkung ausgeprägt vorhanden, führt das zu erheblichen Beeinträchtigungen für das Kind oder den Jugendlichen. Das gilt ausdrücklich auch bei optimal angepassten Umweltbedingungen. Dabei muss zweifelsfrei bei vielen Kindern von Beschwerden mit Krankheitswert ausgegangen werden.

Die Einschätzung, ob bei dem Kind ein ADS vorliegt oder nicht, ist dabei nicht einfach zu treffen. Diese Situation soll in der Abbildung 1 veranschaulicht werden. Würde man Kinder, die keinerlei Anhalt für ADS aufweisen, als weiß setzen und Kinder mit einem maximalen ADS als schwarz, so ergäbe sich eine Verteilung in einem Kontinuum. Nur sehr wenige Personen könnten klar Weiß oder Schwarz zugeordnet werden. Vielmehr würde man fast alle Kinder unterschiedlichen Grautönen zuordnen. Alle diagnostischen Instrumente müssen hier ihrer Methodik entsprechend vergleichsweise willkürlich einen Cut-off-Wert setzen.

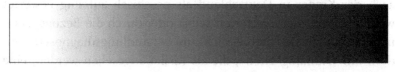

kein ADS   **maximales ADS**

Abb. 1

International haben sich die Experten darüber verständigt, dass ein ADS vorliegt, wenn drei Kriterien erfüllt sind:

- eingeschränkte Fähigkeit, die Aufmerksamkeit aufrechtzuerhalten, insbesondere die Daueraufmerksamkeit

- Impulsivität deutlich erhöht

- Hyperaktivität (ADHS), ggf. »innerliche Unruhe«

Statt der Hyperaktivität kann man bei den nicht hyperaktiven Kindern bei präziser Beobachtung zuweilen eine gewisse innerliche Unruhe feststellen. Das ist eine Situation, bei der sich die Problematik nicht externalisiert. Weiterhin wird gefordert, dass mindestens zwei dieser Kriterien in mehreren Lebensbereichen über einen gewissen Zeitraum (mindestens sechs Monate) nachweisbar sind. In diesen Fällen bewegen wir uns der Abbildung 1 entsprechend schon im dunkelgrau-schwarzen Bereich. Die ungünstigen Folgen für Kinder oder Jugendliche, die ein unbehandeltes ADS haben, sind vielfältig und gut untersucht. Zu nennen sind hier vor allem:[17]

- Unfallrisiko

- Sterblichkeit

- Depressionsrisiko

- Persönlichkeitsstörungen

- Substanzmissbrauch, Inhaftierung

- Risiko für schlechteren Schulabschluss

- Risiko für häufigeren Arbeitsplatzverlust

Damit wird eine massive Krankheitslast deutlich. Dennoch sind nicht alle Kinder als wirklich krank einzuschätzen, selbst wenn sie eine Aufmerksamkeitsstörung haben oder die entsprechenden Kriterien erfüllen.

Wichtig ist in diesem Zusammenhang allerdings auch, dass man abhängig vom sozialen Kontext auch unterschiedliche Bewertungen für einzelne Aspekte bei Menschen mit ADS treffen kann. Die eingeschränkte Fähigkeit zur Aufmerksamkeit ist etwas, was auch eine ausgeprägte Gedankenflexibilität bedeutet. Das kann für Menschen mit einer abgeschlossenen Bildungskarriere in bestimmten Berufen ein wichtiger Erfolgsfaktor sein. Das wird noch erleichtert, wenn sie eine gut strukturierte und unterstützende Umgebung ha-

---

[17] Nach Bachmann/Philipsen/Hoffmann 2017, 141.

ben, ein gutes Sekretariat beispielsweise. Spontane Einfälle und kreative Ideen können oft Stärken dieser Menschen sein. Eine deutlich erhöhte Impulsivität muss nicht als negativ erfahren, sondern kann erfolgreich als Qualität von Spontanität gelebt werden. Deshalb ist es sehr wichtig zu betonen, dass Kinder und Jugendliche trotz der Probleme, die aus einem ADS individuell erwachsen können, immer wieder aus diesen Besonderheiten heraus auch Fähigkeiten entwickeln können, die sehr bemerkenswert sind. Wir kennen viele solcher Persönlichkeiten aus dem Fernsehen und aus dem Showbusiness. Allerdings gilt das meist nur für diejenigen, die mit ihrer Intelligenz gut kompensieren können. Für die allermeisten Kinder entstehen bereits in der Schule gravierende Nachteile, die später oft nicht ausgeglichen werden können und häufig zum Scheitern führen. Noch ein weiteres wichtiges Problem muss hervorgehoben werden, das nicht direkt mit dem Leistungsbereich verbunden ist: Eine erhebliche Aufmerksamkeitsstörung führt in aller Regel auch zu einer deutlich eingeschränkten Wahrnehmung von sozialen Signalen aus der Umgebung. Das führt meist zu verminderter Lernfähigkeit im Verhalten und im Umgang mit wichtigen Bezugspersonen. Massive Nachteile in der Gestaltung von Beziehungen sind dann die Folge.

Wenn wir oben festgestellt haben, dass in der Trennung von Enhancement und Therapie die Ärzte entscheiden sollen, wo Krankheit besteht und in welchen Fällen nicht, dann müsste man in dem Kontinuum in Abb. 1 eine Abgrenzung schaffen. Wo ist aber die Grenze zu setzen? Sollen tatsächlich Ärzte allein die Entscheidung dazu treffen? Ich denke, das kann nicht richtig sein. In der alltäglichen Praxis ist es oft leider nicht so, dass die Kinder, die mit einer ADS-Diagnose »gelabelt« werden, eine wirklich qualifizierte und ausführliche Diagnostik bekommen. In der praktischen Kliniktätigkeit haben wir viel mit dieser speziellen Arbeit zu tun. Fragen zum Thema ADS sind bei uns immer Familienarbeit, bei der wir Familien auf eine unserer Stationen aufnehmen und die Arbeit an der Interaktion beginnen. Es kommen viele Kinder zu uns, bei denen die Eltern sagen: »Ich weiß nicht mehr, was ich machen soll! Im Kindergarten wird gesagt: Mein Kind hat ein ADS.« Oder: »Der soll von der Schule fliegen, weil in der Schule gesagt wird: Der hat ein ADS und der muss mal behandelt werden.« Das heißt also, der Einfluss der Umwelt auf die Frage, wo eigentlich der Anfang und das Ende von Gesundheit liegen, ist ungeheuer groß. Eltern können sich nicht einfach davon befreien. Kita und Schule sind ja zentrale Lebenswelten für die Kinder, die Erfahrungen dort sind eben auch diagnostisches Kriterium für das Kind. Die Folgen für ein Kind oder einen Jugendlichen, die Diagnose ADS oder ADHS zu erhalten, sind oft erheblich. Schon allein deshalb muss hier eine aufgeklärte Abstimmung mit den Eltern erfolgen, warum in dem »Graubereich« an welcher Stelle die Diagnose zu stellen ist und für das jeweilige Kind gestellt wird.

Das heißt also, der Arzt allein kann die Entscheidung kaum treffen, weil es einer komplexen Erwägung bedarf, bei der viele Faktoren aus verschiedenen Perspektiven betrachtet werden sollten. Deswegen ist es auch im Alltag oft schwierig, diese feine Grenze zu finden. Viele ärztliche Kollegen würden wahrscheinlich sagen, dass der Arzt allein entscheidet und entscheiden muss. Dann gibt es eine Diagnose und manchmal den schnellen Griff zum Rezeptblock. Gibt es aber überhaupt objektivierbare Kriterien? Sehr wenig, finde ich. Wir behelfen uns dann mit Mitteln, die wir an vielen Stellen in der Medizin anwenden, um Abgrenzungen zu vollziehen. Ein beliebtes Mittel ist, Häufigkeitsverteilungen festzustellen, beispielsweise durch die Grenze, ab der wir bei Kindern von Übergewicht sprechen. Dazu werden das Gewicht und die Größe des Kindes zur Berechnung des Body-Mass-Index (BMI) herangezogen und in Relation zum Alter gebracht. Alle Kinder, deren BMI zu den höchsten 10 % gehört, werden dann als übergewichtig definiert. Biostatistisch ist das eine anerkannte Methode, letztlich aber eine willkürliche Setzung, die gerade im Grenzbereich wesentliche Konsequenzen hat. Diese rein metrischen Abgrenzungsversuche zwischen Gesundheit und Krankheit sind häufig in der Medizin

und auch für viele Fragestellungen sehr sinnvoll. Für Abgrenzungs-
fragen gesund/krank im psychosozialen Bereich sind solche Ver-
fahren allerdings oft nicht gut nachvollziehbar. Wenn eine solche Entscheidung in verschiedenen Dimensionen
zu betrachten ist, dann sollte auch gefragt werden, ob der Patient
selbst ein Gefühl von Krankheit hat. Wie sind eigentlich die Kinder
an der Einschätzung ihrer eigenen Situation beteiligt? Dann ist es
ganz wichtig, gut einschätzen zu können, wie es dem Kind wirklich
geht. In der Praxis ist das anspruchsvoll, weil Kinder darüber oft
nicht klar berichten. Auch klinische Tests helfen da meist wenig. In
unserer Klinik bearbeiten wir solche Themen mithilfe von Videos.
Durch die Bilder ist es möglich, exakt zu entscheiden, indem wir
die Interaktion mit den Bezugspersonen in verschiedenen Lebens-
situationen analysieren. Die Sicht des Kindes kann im Laufe des
stationären Aufenthaltes ganz dialogisch herausgearbeitet werden.
Ärzte müssen in letzter Konsequenz am Ende doch die Entscheidung treffen, benutzen aber diese partizipative Form der Arbeit mit
den Familien, um diese Verantwortung angemessen wahrnehmen
zu können.

Nach Klärung der Diagnose entsteht zunächst die Frage, welche
therapeutischen Maßnahmen ergriffen werden sollen. Auch hier
gibt es eine unüberschaubare Vielzahl von Konzepten und Verfahren. Ich habe dazu eine Übersichtsarbeit herausgegriffen, in der die
Mehrheitsmeinung der Fachgesellschaften wiedergegeben ist. Darin wird klargestellt, dass die wichtigste therapeutische Intervention
bei ADS über Psychotherapie, Psychoedukation und ähnliche Verfahren laufen muss.[18] In unserer Klinik gibt es das besondere Verfahren, gemeinsam mit dem Kind und den Eltern ein Training zu
absolvieren, bei dem Kinder in Fähigkeiten trainiert werden, die
mit dem ADS schwieriger zu erlernen sind. Damit kann sich das
Kind aus dieser Problematik schrittweise befreien. Eingeschränkte
Aufmerksamkeit schafft für die Kinder eine Situation, die es ihnen

---

[18] Bachmann/Philipsen/Hoffmann 2017.

an vielen Stellen schwer macht. Man kann sich das so vorstellen, als würden beim Verfolgen eines Films immer kleine Lücken durch Ablenkung entstehen, die sich bis zu einem Drittel des Films aufsummieren können. Im »Film« dieser Kinder ist der Bildschirm abschnittsweise einfach schwarz oder es laufen zwischendurch immer Ausschnitte aus anderen Filmen, beispielsweise was rechts und links der Nachbar macht oder was draußen auf dem Baum vorm Klassenzimmer passiert. Das Gleiche entsteht aber leider auch z.B. im Mathematikunterricht. Die Filmrisse sind seltener und kürzer, wenn ein Krimi läuft, der eine hohe Attraktivität aufweist und Spannung sowie Wachheit erzeugt. Damit arbeiten beispielsweise Videospiele, die eine hohe Bindung erzeugen sollen. Aber auch ein Krimi kostet die Kinder mit ADS viel mehr Energie. Das ist die Situation für schwer betroffene Kinder mit einem ADS, die in der Aufmerksamkeit so schnell springen, dass dieses zusammenhängende Wahrnehmen zum extremen Problem wird. Das ist eine Last in vielen Bereichen. In allen Aspekten, in denen es um Lernen geht, ist das ein großes Problem.

Wenn man Lernen als einen Vorgang versteht, bei dem die Gewinnung von Informationen in einem weiten Sinne zur Entwicklung im Sinne von Anpassung an Lebensbedingungen führt, dann ist Lernen ein universelles organismisches Prinzip mit wunderbaren Möglichkeiten. Dieses Prinzip sehe ich als so grundlegend an, dass ich den Menschen als »Lernwesen« bezeichnen möchte.

Die Einschränkung in diesem Prinzip durch ein ADS rührt an wesentliche Fähigkeiten und Grundlagen in der Entwicklung von Kindern und Jugendlichen. Lernen ist aber ein ganz wichtiger Bereich im sozialen Verhalten. Kindern, die im Kontakt mit anderen Menschen ständig diese flüchtende Aufmerksamkeit haben und ständig diese Filmrisse im Social Referencing mit den Kontaktpersonen zeigen, fehlen ganz viele Rückmeldungen über die Reaktion der Umwelt auf das eigene Verhalten. Das ist das zentrale Problem, warum viele von diesen Kindern sozial problematische Verhaltensweisen entwickeln. Das führt wiederum dazu, dass sich viele dieser

Kinder einsam und von anderen abgelehnt fühlen – eine massive Belastung in der psychischen Entwicklung vieler Kinder. Deshalb ist es wichtig, die Wahrnehmung – die Aufmerksamkeit – der Kinder zu verbessern, damit sie reflektieren, was in ihrem Umfeld stattfindet.

Hier stellt sich erneut die Frage der Medikation. Das ist häufig eine leidenschaftlich geführte Diskussion. Die medikamentöse Behandlung steht nicht an erster Stelle bei der Behandlung eines ADS und sollte auch niemals als Monotherapie eingesetzt werden. Die anderen Verfahren, wie beispielsweise Neurofeedback, sollen aus Zeitgründen hier nicht betrachtet werden.

Geht es um Pharmakotherapie, kommen ggf. verschiedene Medikamente zum Einsatz. Die bewährtesten und am meisten untersuchten sind die sogenannten Stimulanzien. Die Stimulanzien behandeln natürlich überhaupt nicht alle mit dem ADS verbundenen Probleme, sondern sie schaffen eine höhere Aktivierung, eine bessere Wachheit. Das ist auch die Wirkung der Amphetamine, einer Substanzklasse also, die zu den typischen »Enhancern« gehört. Das Bemerkenswerte dabei ist, dass die Kinder, obwohl sie wacher werden, in ihren Bewegungen langsamer und ruhiger werden. Dazu gibt es verschiedene Interpretationen. Die wesentliche und tauglichste Interpretation ist, dass dieses »Ständig-in-Bewegung-Sein« und »Unter-Strom-Stehen« von Kindern mit Aufmerksamkeitsstörung eigentlich eine Eigenstimulation ist, um wach zu bleiben und folgen zu können. Auch das sind Erlebnisse, die man aus dem Alltag kennt, etwa wenn man an einer Tagung teilnimmt und feststellt, dass man etwas die Konzentration verliert und dann unruhiger wird. So ist zum Beispiel ein gutes Maß für einen langweiligen Vortrag, wenn die Leute unter dem Tisch mit dem Bein wackeln. Das ist dann eine Art von Eigenstimulation, die dazu dienen soll, uns wacher zu halten, weil man dem Vortrag folgen will. Genau das machen hyperkinetische Kinder permanent. Und dieses Ersatzverhalten entfällt eben, wenn sie eine verbesserte Aufmerksamkeit erwerben. Der wichtige Punkt dabei ist, dass man die Fokussierung von Aufmerksamkeit trainieren kann, eine Methode, die allerdings aufwendig ist und viel Engagement erfordert. Eine weitere Möglichkeit wäre die einer pharmakologischen Behandlung. Der Streitpunkt ist nun, wann man berechtigterweise solche Stimulanzien einsetzt. Der Ansatz in unserer Klinik besteht darin, dass man immer erst mit Psychoedukation und Psychotherapie arbeitet. Dabei ist eine intensive Elternarbeit essenziell. Eltern wirken dabei selbst als Therapeuten. Bei schwer betroffenen Kindern wird den Kindern und Eltern anhand der Videos das Problem der eingeschränkten Aufmerksamkeit veranschaulicht und mit der Erfahrungswelt im Alltag zusammengeführt. Bei einer ausführlichen Diskussion, unter Verwendung der Videos, wird dann die Therapie abgesprochen. Dabei legen wir großen Wert auf die Zustimmung der Kinder und Jugendlichen. Im Gespräch wird geklärt, ob sie entscheidungsfähig sind. Die Eltern werden durch ausreichende Information befähigt, Entscheidungen zu treffen. Bei einer überzeugenden Indikation würden wir eine Probebehandlung mit einem Medikament und Videodokumentation abstimmen. Der Vergleich anhand der Videos und der subjektive Eindruck von Kindern und Eltern sind dann neben unseren Bewertungen Grundlage für die Abwägung, ob die Vorteile gegenüber den möglichen Nachteilen überwiegen.

Die Entscheidungskriterien in diesem Prozess sind nicht einfach zu erkennen. An vielen Stellen findet sich eine starke Durchmischung von verschiedenen Kategorien und Motivationen. Oft gibt es Eltern, die nicht wollen, dass ihr Kind Medikamente bekommt. Wegen der Nachbarn, wegen der Familie, weil das ein Erziehungsversagen vor den Schwiegereltern wäre, oder wegen etwas anderem. Natürlich sind das sachfremde Argumente, die sich allein auf die Eltern beziehen und nicht vor allem das Kind sehen lassen. Es ist zu fordern, dass immer überlegt wird, was die geeigneten Interventionen für das Kind sind und was es für das Kind bedeuten würde, wenn es keine Medikamente nimmt.

Ein einfaches und überzeugendes Modell ist biomedizinisch abzuleiten. In Analogie zur Insulinsubstitution wird ein experimen-
tell festgestellter Mangel von Dopamin als Überträgerstoff zwischen den Synapsen zur Begründung herangezogen, um pharmakologisch zu substituieren. Die Behandlung mit Methylphenidat,
meist einfach Ritalin genannt, soll nach diesem Verständnis dann
den relativen Mangel ausgleichen. Das ist eine Argumentation, die
von einigen Gegnern abgelehnt wird, weil sie als zu starke Vereinfa-
chung und wissenschaftlich unvollständig bewertet wird. Ohne
diese Auseinandersetzung an dieser Stelle vertiefen zu wollen, entsteht ein wesentlicher Anteil der Skepsis durch die Tatsache, dass
das Erfolgsorgan dieser Medikamente das Gehirn ist und jegliche
pharmakologische Beeinflussung hier besonders gut abgewogen
werden sollte. Der Grundverdacht, es könnte eine leichtfertige Ma-
nipulation von Denken und Verhalten stattfinden, führt zu der
nicht unberechtigten Erwartung, dass hier besonders valide Gründe vorliegen müssen.

Wenn die Eltern bei einer Probebehandlung mit Methylphenidat
am Video gesehen haben, welche Chancen für ihr Kind darin bestehen, und das Kind von guter Erfahrung berichtet, dann ist das für
diese Familien sehr erleichternd. Die Aufgabe vom Behandlerteam
besteht dann darin, individuell gemeinsam mit der Familie eine
verantwortliche Entscheidung zu treffen.

In einer aktuellen Übersichtsarbeit sind Daten zur Anwendung
von Methylphenidat in Deutschland aufgeführt.[19] Bei einer von den
Ärzten gestellten Diagnose ADS/ADHS gibt es eine hohe Rate von
Patienten, die medikamentös behandelt werden. Der Altersgipfel
liegt bei etwa 15 Jahren und erreichte 2009 über 50 %, 2014 etwas
über 40 %. Es gibt also für die Jugendlichen eine Abnahme. Bemerkenswert ist der umgekehrte Trend bei Personen über 20 Jahren.
Bei den Erwachsenen findet sich eine deutliche Zunahme mit einem Gipfel bei 35–40 Jahren und einer Quote von über 30 %. Das

---

[19] Vgl. Grafik 2 in Bachmann/Philipsen/Hoffmann 2017, 143.

hängt damit zusammen, dass inzwischen die Diagnose ADHS für Erwachsene anerkannt und damit auch das Medikament leichter verschreibungsfähig ist.

Die Menschen, die heute behandelt werden, bekommen das Medikament als Therapie. Vor 10 Jahren hätte man die Anwendung bei den gleichen Personen als Neuroenhancement gewertet.

Betrachtet man noch einmal das Modell der Grautöne, stellt sich wieder die Frage nach dem Unterschied zwischen gesund und krank und nach dem Verlauf der Grenze im Kontinuum. Gerade auf dem Gebiet von ADS erscheint das besonders schwierig, weil dort sehr viele Leidenschaften und oft sehr viele eigene biographische Aspekte eine Rolle spielen.

Zusammengefasst kann man sagen: Das größte Problem sind die Entscheidungskriterien zwischen gesund und nicht gesund. Eine stark naturwissenschaftlich begründete Medizin würde sagen, dass es sich eigentlich um eine neurometabolische Therapie handelt. Durch die Auswirkung auf das Gehirn bleibt diese Behandlung jedoch hochumstritten. Aus meiner klinischen Erfahrung und aus meiner ärztlichen Sicht halte ich die große Mehrzahl der verordneten Anwendungen von Methylphenidat für eine Therapie. Ich gehe von einer Minderheit von Fällen von Enhancement im Kindes- und Jugendalter aus.

Als wichtige Begründung in dieser Abwägung sehe ich die Möglichkeit, Lernen bei den Patienten günstig im Sinne von Normalisierung beeinflussen zu können. Die besondere Bedeutung von Lernen für das Menschsein begründet für mich diese Entscheidung.

2.3 Oxytocin

In der dritten Modellsituation geht es um Oxytocin (OXT). Oxytocin ist ein Hormon und Botenstoff im Gehirn. Die Substanz ist schon lange im Kontext von Geburt bekannt und wird als Medikament zur Kontraktion der Gebärmutter eingesetzt. In den letzten

10 Jahren wurde sehr viel über diesen Wirkstoff gelernt. Mit diesem Themenfeld beschäftigen wir uns sehr intensiv in der praktischen Arbeit unserer Klinik. Oxytocin als Neurotransmitter, Hormon und Neuromodulator hat einen engen Zusammenhang mit körperlicher Nähe. Bei der Geburt werden Mutter und Kind förmlich von dieser Substanz überflutet. Das hat eine ganz wichtige biologische und soziale Funktion sowie vielfältige Auswirkungen auf die Entwicklung von Kindern bis zu Langzeitwirkungen mit lebenslanger biographischer Bedeutung. Das ist eine Tatsache, die viele von uns schon lange wussten, die Hebammen allemal, die wir aber in der klinischen Medizin vernachlässigt hatten. Mit der sogenannten »Kängurumethode« in der Neonatologie und anderen Maßnahmen in der Medizin, die oft der Intuition der Hebammen oder der Kinderkrankenschwester gefolgt sind, haben wir das wieder zurück in die Klinik gebracht. Mit der aktuellen Grundlagenforschung zu Oxytocin gibt es nun Modelle, die uns das leichter etablieren lassen.[20] In unserer Medizin ist es oft so, dass wir die Dinge, von denen wir wissen, dass sie richtig sind, erst dann erst richtig tun können, wenn wir sie noch einmal mit solchen Modellen belegen können. Oxytocin ist eine wundervolle Substanz, die unglaubliche Wirkungen hat für die Entstehung und Aufrechterhaltung von Beziehungen:[21]

- OXT *reduziert die Angst* vor unbekannten Menschen, es weckt den Wunsch, dem anderen nah zu sein und zu interagieren

- OXT verbessert die *Wahrnehmung* von sozialen Signalen

- OXT verbessert diesbezüglich die *Lernfähigkeit*, Inhalte werden besser im Gehirn gespeichert

---

[20] Uvnäs Moberg 2016.
[21] Ebd.; Jansen/Streit 2015.

- bei erneutem Kontakt mit den entsprechenden Sinnesein-
drücken kann OXT ein Gefühl von *Wohlbehagen und Ruhe*
herstellen

Wenn Oxytocin die Wahrnehmung von sozialen Signalen und die
Lernfähigkeit im sozialen Bereich verbessert, dann repräsentiert es
einen zentralen Bereich der neuroendokrinen Beziehungsphysiolo-
gie. Folgerichtig stellt sich die Frage nach den Faktoren, die eine
Oxytocinfreisetzung fördern. Der stärkste bekannte Reiz dafür ist
Körperkontakt, Haut an Haut, und zwar insbesondere um die Geburt herum. Aber auch nach der Geburt, lebenslang, trägt körperliche Nähe zur Oxytocinerhöhung bei. In jeder Situation, in der körperliche Nähe in einem positiven sozialen Kontext hergestellt wird,
vermittelt Oxytocin einen positiven Beziehungsimpuls. Damit entsteht auch ein potenziell gesundheitsfördernder Effekt.

Auch Blickkontakt erhöht Oxytocin. Wir kennen alle aus All-
tagserfahrungen die besondere Bedeutung von Blickkontakt. Blickkontakt kann nicht nur positive Gefühle auslösen, sondern auch
sehr unangenehm sein. Wir haben ein besonderes Gespür für solche Momente. Wenn einem beispielsweise jemand in der Bahn ge-
genübersitzt, der intensiv blickt, dann fühlt man sich sofort her-
ausgefordert, wenn dieser Blick nicht adäquat ist. Wir wissen
gewissermaßen intuitiv sehr schnell einen Blick zu entschlüsseln.
Besonders wertvoll und intensiv für unser emotionales Erleben und
ein ganz besonders wichtiges Beziehungssignal, vermittelt über
Oxytocin, ist ein liebevoller Blickkontakt. Das Gleiche gilt abgeschwächt auch für das Hören von Beziehungssignalen.

Für das Oxytocin gibt es noch weitere bemerkenswerte Effekte:
Sättigungsgefühl nach dem Essen, Magenfüllung, Verdauung setzen auch Oxytocin frei. Leider schafft das Essen damit diesen un-
glücklichen Effekt, auch glücklich zu machen. Von einigen Wissen-
schaftlern wird daher angenommen, dass Adipositas bei Menschen
mit wenig positiver Beziehungserfahrung sich zumindest teilweise
über Oxytocin entwickelt. Nachfolgend sollen noch zwei Untersu-

chungen vorgestellt werden, die einen Einblick in das Potenzial von Oxytocin liefern.

Eine Untersuchung »Der Vertrauenstest« ist schon etwas älter und wurde 2005 in *Nature* publiziert.[22] Sie kann gewissermaßen als die Initialzündung in der Thematik gesehen werden. Dabei haben Betriebswissenschaftler und Neurowissenschaftler ein Design entwickelt, in dem Versuchspersonen Geld gegeben wurde, welches sie mittels eines Computers in einem »Spiel« einsetzen sollten. Dabei konnten sie gewinnen oder verlieren. Am Ende konnten sie den Gewinn tatsächlich als Geld behalten.

Im ersten Test konnten die Probanden einer unbekannten Person einen Geldbetrag geben und bekamen dann jeweils Geld zurück, entweder mehr oder weniger. Die Menge des investierten Geldes hing also vom Vertrauen dieser fremden Person gegenüber ab, die von den Versuchspersonen nicht wahrgenommen werden konnte. Die Hälfte der Probanden bekam verblindet und randomisiert Oxytocin als Nasenspray, die andere ein Placebospray. Die Oxytocingruppe investierte in die unbekannte Person deutlich mehr Geld.

Im zweiten Test wurde ein Risikoexperiment gestaltet, in dem alles wie vorher lief, nur in der Instruktion der Versuchspersonen wurde erklärt, dass das Geld nach einem Zufallsprinzip erhöht oder erniedrigt zurückkommt. Im Ergebnis gab es keine signifikante Differenz im Verhalten der Probanden. Offenbar steigert Oxytocin nicht die Risikobereitschaft, sondern tatsächlich das Vertrauen in ein menschliches Gegenüber. Und das auch bei unbekannten Personen, die man nicht einmal sieht.

Eine weitere Studie mit Vätern ist besonders beeindruckend und soll kurz wiedergegeben werden.[23] Dabei hat man Väter, die insgesamt einen guten Kontakt zu ihren Kindern hatten, von ihren Babys kurzzeitig getrennt. Danach wurde ihnen randomisiert und verblindet Nasenspray mit Oxytocin oder Placebo gegeben. Hinter-

[22] Kosfeld u.a. 2005.
[23] Feldman u.a. 2010.

her hat man den Oxytocinspiegel beim Vater und beim Säugling gemessen. Folgerichtig hat sich bei dem Vater nach dem Spray in der Oxytocingruppe der Spiegel stark durch die Verabreichung des Hormons erhöht. Nachdem man Vater und Kind wieder zusammengeführt hatte, war das Oxytocin allerdings nicht nur beim Vater erhöht, sondern auch massiv beim Säugling, der ja kein Spray erhalten hatte.

Dieser ungeheuerliche Effekt zeigt, dass beim Baby durch den Kontakt mit dem Vater große Mengen Oxytocin produziert wurden. Dieser Effekt war umso höher, wenn der Vater selbst unter Oxytocinwirkung stand. In der Placebogruppe hatte erwartungsgemäß der Vater keinen erhöhten Wert für das Hormon, allerdings entsprechend auch die Babys nicht. Das heißt also, dass mit dieser Substanz bei den Vätern Fähigkeiten freigelegt wurden, die spiegelbildlich sehr hohe Oxytocinspiegel bei dem Säugling ausgelöst haben. In der Untersuchung konnte auch gezeigt werden, wie der Effekt im Wesentlichen vermittelt wurde. Das auslösende Moment war offenbar der Blickkontakt.

Wie bereits erwähnt, lassen sich zahlreiche Effekte ähnlich und etwas abgeschwächt auch bei Erwachsenen und in verschiedensten Situationen nachweisen.[24]

Wenn Oxytocin als Substanz diese wunderbaren Wirkungen zeigt, so stellt sich sofort die Frage nach der pharmakologischen Anwendung, zumal die Verabreichung leicht über ein Nasenspray erfolgen kann.

Im klinischen Alltag stellt sich die Frage aktuell noch nicht, weil sowohl die Verbreitung des Wissens als auch die Verbreitung der Substanz noch gering sind. Der Markt für Oxytocin ist auf Nischen beschränkt und läuft fast ausschließlich über das Internet. Die ethischen Betrachtungen zu der Anwendung von Oxytocin-Nasenspray sollten allerdings dem Markt voraus sein.

---

[24] Jansen/Streit 2015.

Wie wäre hier das Maß des Menschen zu finden? Zunächst muss es sicher darum gehen, den natürlichen Vorgang zu unterstützen. Das bedeutet, dass man in der Praxis den ganz natürlichen Weg gehen kann und Körperkontakt von den ersten Momenten unmittelbar nach der Geburt an sichern sollte. Bei Störungen, etwa deutlicher Krankheit von Geburt an, muss alles getan werden, um Körperkontakt und positive Interaktion mit Oxytocinwirkung nachzuholen. Es ist wichtig, schon für Kinder im frühesten Alter diese Wirkung abzusichern. Das ist nicht immer einfach und gar nicht selbstverständlich in vielen Entbindungskliniken. Wir arbeiten jeden Tag an einer erfolgreichen Umsetzung dieses Grundprinzips, den Babys eine gelungene körperliche Nähe herzustellen. Auch im späteren Leben ist körperliche Nähe, positiver Blickkontakt und damit eine Oxytocinwirkung sehr wichtig für Menschen.

Was ist aber zu tun, wenn beides extrem erschwert ist, beispielsweise bei Vorliegen einer Autismus-Spektrum-Störung? Es gibt gute Studien darüber, dass bei autistischen Kindern die Wahrnehmung im sozialen Feld durch Oxytocin verbessert wird, wenn diese früh mit Oxytocin behandelt werden.[25] Auch gut fundierte Therapien wie die Körperinteraktionstherapie nach Jansen und Streit sind sehr wirksame Wege zur Überwindung von Blockaden im Bereich Körperkontakt.[26] In diesen Fällen muss eine ethische Abwägung geschehen, welcher Weg für ein Kind besser ist, ein therapeutisches Verfahren zur Überwindung der Körperblockierung oder die Anwendung von Oxytocin. Bisher wenden wir das Hormon nicht an. Für die Zukunft werden wir uns positionieren müssen. Der übergreifende Wert einer positiven Beziehungserfahrung ist neben der deutlich erleichterten Möglichkeit, im sozialen Bereich besser lernen zu können, im Einzelfall gegen die Nachteile abzuwägen. Hier wäre allerdings eher eine therapeutische Anwendung zu sehen, die als Ersatz nach anderen Therapien oder in Ergänzung durchaus zu rechtfertigen wäre. Eine Anwendung als Enhancement ist in

---

[25] Andari u.a. 2010.
[26] Jansen/Streit 2015.

Deutschland bisher kaum bekannt geworden und auch nicht diskutiert. Die Klärung einer möglichen Berechtigung ist wegen des überwiegend positiv konnotierten Anwendungszieles »Beziehung« besonders vielschichtig.

Zusammenfassend muss festgehalten werden, dass es in diesem Bereich völlig unscharfe Grenzen gibt. Auch die Anwendung von Oxytocin könnte als metabolische oder neuroendokrinologische Therapie verstanden werden. Allerdings ist auch in diesem Fall dadurch, dass der Wirkort im Wesentlichen das Gehirn ist, eine besondere Skepsis zu erwarten. Die Gebärmutter als Erfolgsorgan ist in diesem Zusammenhang zu vernachlässigen. In der Literatur konnte ich eine Auseinandersetzung mit der Frage, ob Oxytocin als Enhancement sinnvoll und möglich wäre, nicht finden. Offenbar ist noch keine Diskussion zu dem Thema entstanden.

3. Schlussbemerkungen

Aus meiner Sicht gibt es etwas, was wir als Menschen in uns tragen, mit dem wir weitestgehend unbewusst ständig so etwas wie das »Maß des Menschen« für uns bestimmen. Ich glaube, dass der Zugang dazu durch Intuition entsteht. Intuition ist dabei durchaus in einem sehr wissenschaftlichen Sinne zu verstehen, wie das auch in der psychologischen Literatur erkennbar ist. Es gibt eine neu erwachte Serie von Forschung über Intuition im Allgemeinen und Entscheidungsfindung durch intuitive Wege.[27]

In aller Kürze soll noch ein Gedanke angedeutet werden. Es gibt eine Fähigkeit in uns Menschen, manchmal sogar als Leidenschaft ausgebildet, die sich beispielsweise beim Erleben von Harmonie in Musik, beim Spüren von Rhythmus, beim Betrachten von Bildern oder in der Architektur ausdrückt und die eine bemerkenswert hohe Übereinstimmung in der Beurteilung von vielen Menschen

---

[27] Gigerenzer 2007; Kahneman 2012.

aufweist. Wir haben ein Gespür für Gebäude, für Proportionen, von dem ich glaube, dass es ein Maß in uns repräsentiert. In der menschlichen Wahrnehmung findet sich ein solches Maß. Ich sehe diese Fähigkeit als Maß des Menschen. Auch in sozialen Belangen, in Beziehungen erkenne ich eine solche Fähigkeit im Menschen. Ich gehe von einem Maß aus, von dem abgeleitet wir intuitiv auf Kriterien für soziale Beziehungen zugreifen können. Ein Maß, mit dem wir moralisch bewerten können und das Gute und das Schöne bestimmen können.

Ich habe in vielem schon zum Ausdruck gebracht, dass Lernen ein zentraler Vorgang und Optimierung ein implizites Ziel von Lernen ist. Allerdings würde ich auch Giovanni Maio folgen, wenn er sagt, dass es auch eine Art von Überoptimierung geben kann, die dann tatsächlich zum Problem für Menschen wird. Jedoch teile ich nicht die skeptische Haltung, dass der starke Anreiz zum Enhancement in unserer modernen Arbeitswelt schon ein Ausdruck von einem massiven Verlust des Maßes in uns ist, zumindest nicht in unserer Gegenwart.

Ich führe nicht selten Bewerbungsgespräche und begegne dabei der neuen Generation von jungen Menschen, der sogenannten Generation Z. Da hat man gar nicht den Eindruck, dass diese jungen Bewerber überhaupt bereit wären, für berufliche Zwecke Enhancement zu betreiben. Sie kommen zu uns in die Gespräche und schlagen Teilzeitmodelle vor, mit beispielsweise Vorschlägen wie: »70 Prozent sind eigentlich genug für mich, und ich muss auch nebenbei noch bergsteigen können.« Oder: »Können Sie den Dienstplan im Krankenhaus nicht so gestalten, dass ich normalerweise an den Wochenenden frei habe?« Das sind nicht einzelne Anekdoten, sondern eine klare Tendenz. Es gibt ganz seriöse Forschung von Soziologen, die tatsächlich so die Generation Z beschreiben.[28] Neben den oben erläuterten Daten glaube ich auch deshalb nicht, dass wir von dieser Neuroenhancement-Welle überrollt werden und in einer

---

[28] Scholz 2014.

gesellschaftlichen Dimension dadurch unser Maß verlieren könnten.

Es wurde darauf hingewiesen, dass die Grenze zwischen gesund und krank in manchen Fällen vielleicht nicht zu treffen ist. Natürlich gibt es viele Krankheiten, bei denen das ganz einfach und trivial ist, aber gerade da, wo es um Enhancement geht, ist es sehr schwierig. In solchen Belangen ist eine interkollegiale und multiprofessionelle Arbeitsweise wichtig, um die Balance durch verschiedene Perspektiven besser zu treffen. Ich glaube, dass ein Maß des Menschen tatsächlich der Mensch als »Lernwesen« ist. Ein weiteres Maß sehe ich im Menschen als »Beziehungswesen«. Ich glaube, dass Liebe oder alles das, was einer positiven Beziehung dient, als Maß des Menschen, vielleicht auch als das Maß von Menschlichkeit zu verstehen ist. Ich glaube auch, dass es gerade darin sehr viele Bezüge zum christlichen Glauben gibt. Liebe als Maß des Menschen drückt sich für mich in der Gottesebenbildlichkeit aus, in der *imago Dei* (z.b. Gen 1,26), in der Schöpfung des Menschen als »Beziehungswesen«. Noch ausdrücklicher kommt das menschliche Maß allerdings im biblischen und insbesondere neutestamentlichen Liebesgebot zum Ausdruck. Beziehung als höchster Wert oder – noch klarer – Liebe ist im Menschen als Maß tief eingeschrieben. Das ist bis hinunter in die Physiologie und Genetik verfolgbar, wie das exemplarisch für den Oxytocinmetabolismus beschrieben wurde.

Davon bin ich überzeugt, und das trägt mich auch in solchen klinischen Entscheidungen. Das, was beziehungsfördernd ist, wird auch eher in Richtung eines gesunden Maßes des Menschen zu verstehen sein. Dieses Maß prägt Entscheidungen in meiner Arbeit: Dass ich hoffentlich bei einem kleinen Kind die Weichen stellen kann, damit dieses Kind später andere Möglichkeiten haben wird, soziale Signale wahrzunehmen und vielleicht auch körperliche Nähe zuzulassen und damit vielleicht auch selbst erfüllend und liebend Mutter oder Vater zu sein.

Literatur

Andari, Elissar, u.a. (2010): Promoting social behavior with oxytocin in high-functioning autism spectrum disorders, Proceedings of the National Academy of Sciences of the United States of America 107, Heft 9, 4389–4394.

Bachmann, Christian J. / Philipsen, Alexandra / Hoffmann, Falk (2017): ADHS in Deutschland: Trends in Diagnose und medikamentöser Therapie, Deutsches Ärzteblatt 114, Heft 9, 3. März, 141–148.

Banaschewski, Tobias, u.a. (2017): Aufmerksamkeitsdefizit-/Hyperaktivitätsstörung. Eine aktuelle Bestandsaufnahme, Deutsches Ärzteblatt 114, Heft 9, 3. März, 149–159.

Feldman, Ruth, u.a. (2010): Natural variations in maternal and paternal care are associated with systematic changes in oxytocin following parent–infant contact, Psychoneuroendocrinology 35, Heft 8, 1133–1141.

Giesert, Marianne / Wendt-Danigel, Cornelia (2011): Einführung: Doping am Arbeitsplatz – Leistungssteigerung um jeden Preis?, in: dies. (Hrsg.): Doping am Arbeitsplatz. Problembewältigung und Leistungssteigerung um jeden Preis?, Hamburg, 7–12.

Gigerenzer, Gerd (2007): Bauchentscheidungen. Die Intelligenz des Unbewussten und die Macht der Intuition, München.

Grün, Anselm (2010): Führen mit Werten. Die Bedeutung der Werte in einer globalisierten Welt, http://www.muk-it.com/BI-System/48_Mitarbeiter_gewinnen/Gruen.pdf (abgerufen am 27.07.2018).

Jansen, Fritz / Streit, Uta (Hrsg.) (2015): Fähig zum Körperkontakt. Körperkontakt und Körperkontaktstörungen – Grundlagen und Therapie – Babys, Kinder & Erwachsene – IntraActPlus-Konzept, Berlin/Heidelberg.

Kahneman, Daniel (2012): Schnelles Denken, langsames Denken, München.

Klasen, Fionna, u.a. (2017): Psychische Auffälligkeiten von Kindern und Jugendlichen in Deutschland. Ergebnisse der BELLA-Studie, Monatsschrift Kinderheilkunde 165, Heft 5, 402–407.

Kosfeld, Michael, u.a. (2005): Oxytocin increases trust in humans, Nature 435, 673–676.

Maher, Brendan (2008): Poll Results: Look Who's Doping, Nature 452, 674–675.

Maio, Giovanni (2014a): Medizin ohne Maß? Vom Diktat des Machbaren zu einer Ethik der Besonnenheit, Stuttgart.

Maio, Giovanni (2014b) (Hrsg.): Ethik der Gabe. Humane Medizin zwischen Leistungserbringung und Sorge um den Anderen, Freiburg u.a.

Maio, Giovanni (²2017): Mittelpunkt Mensch. Lehrbuch der Ethik in der Medizin. Mit einer Einführung in die Ethik der Pflege, Stuttgart.

Moesgen, Diana / Klein, Michael (2015): Neuroenhancement, Stuttgart.

Partridge, Bradley J., u.a. (2011): Smart Drugs »As Common As Coffee«: Media Hype about Neuroenhancement, PLoS ONE 6, Nr. 11, Doi: 10.1371/journal.pone.0028416.

Scholz, Christian (2014): Generation Z. Wie sie tickt, was sie verändert und warum sie uns alle ansteckt, Weinheim.

Schubert, Ingrid / Lehmkuhl, Gerd (2017): Verlauf und Therapie von ADHS und der Stellenwert im Erwachsenenalter, Deutsches Ärzteblatt 114, Heft 9, 3. März, 139–140.

Uvnäs Moberg, Kerstin (2016): Oxytocin, das Hormon der Nähe. Gesundheit – Wohlbefinden – Beziehung, hrsg. von Uta Streit und Fritz Jansen, Berlin/Heidelberg.

Roland Kipke

Das Was bedenke, mehr bedenke Wie
Zur Ethik menschlicher Selbstgestaltung

1. Einleitung

Von Selbstoptimierung, Selbstgestaltung oder Selbstverbesserung ist heutzutage vielfach die Rede, oft kritisch, häufig aber auch mit affirmativer Stoßrichtung. Das Problem bei vielen Auseinandersetzungen mit dem Phänomen der Selbstoptimierung ist jedoch, dass sie das Thema in sehr allgemeiner Weise behandeln und dabei wesentliche Unterschiede zu wenig beachten. Um zu einem sachgemäßen ethischen Urteil zu kommen, ist es jedoch wichtig, einige Unterschiede zu beachten. Dazu gehören:

1. der Unterschied zwischen der Gestaltung, die Menschen an *sich selbst* vornehmen, und der Gestaltung, die Menschen an *anderen* Menschen vornehmen, wie es etwa bei der Keimbahnmanipulation der Fall ist. Während es im ersten Fall um *Selbst*gestaltung im eigentlichen Sinne geht, kann im zweiten Fall lediglich in einem generischen Sinn von der Selbstgestaltung *des* Menschen die Rede sein.

2. der Unterschied zwischen den *Merkmalen,* die verändert werden. Hierbei ist vor allem von Belang, ob es sich um körperliche oder mentale Eigenschaften handelt. Auch wenn eine strikte Trennung von Geist und Körper verfehlt wäre, ist es ein Unterschied, ob etwa eine persönlichkeitsprägende Brustoperation vorgenommen wird oder ein direkter Eingriff in mentale Strukturen, also in die Persönlichkeit.

3. die *Methode* der Selbstgestaltung. Bei der Veränderung mentaler Eigenschaften ist hier insbesondere der Unterschied zwischen technischen und nicht-technischen Methoden von Interesse.

4. der Unterschied zwischen verschiedenen Formen der *ethischen Beurteilung*. Handelt es sich um eine moralische Beurteilung, die eventuell sogar auf eine verbindliche rechtliche Regelung abzielt? Oder wird eine klugheitsethische Beurteilung vorgenommen, bei der lediglich Empfehlungen angemessen wären?

Je nachdem an welchen Unterscheidungen man sich orientiert, welche Aspekte in den Vordergrund gestellt werden, kommt man zu unterschiedlichen Ergebnissen. Im Folgenden geht es daher nicht allgemein um Selbstoptimierung, sondern um diejenige, die Menschen *an sich selbst* vornehmen. Und es geht nicht um alle möglichen menschlichen Eigenschaften, sondern um die Gestaltung *mentaler* Eigenschaften. Hierbei möchte ich vor allem den Blick auf verschiedene Wege der Selbstveränderung lenken. Und welche Art ethischer Beurteilung hier naheliegt, werde ich noch zeigen.

Die Optimierung der eigenen mentalen Eigenschaften wird in der Bioethik seit Jahren v.a. unter dem Stichwort *Neuro-Enhancement* diskutiert.[1] In der Öffentlichkeit ist auch teilweise von Hirndoping die Rede. Allerdings gibt es ja auch traditionelle Wege, seine mentalen Eigenschaften zu verändern. Hierbei spreche ich von *Selbstformung.* Ich halte den Vergleich zwischen diesen beiden Methoden, dem Neuro-Enhancement und der Selbstformung, für besonders aufschlussreich, weshalb ich darauf ein besonderes Augenmerk lege.[2]

---

[1] President's Council on Bioethics 2003; Schöne-Seifert u.a. 2009; Lieb 2010; Birnbacher 2016.

[2] Die folgenden Überlegungen gehen auf Kipke 2011 zurück, vgl. auch Kipke 2012.

Zunächst werde ich mich jedoch auf Neuro-Enhancement konzentrieren und erläutern, was das genau ist, was es dabei für Mittel gibt und wie wirksam sie sind (2). Anschließend werde ich eine erste vorläufige ethische Beurteilung von Neuro-Enhancement unternehmen (3). Sodann werde ich das Phänomen der Selbstformung in den Blick nehmen und erläutern, was es hiermit auf sich hat (4). Vor diesem Hintergrund greife ich die Frage nach der ethischen Beurteilung wieder auf, diesmal aber im Vergleich der beiden Methoden zur mentalen Selbstgestaltung (5). Abschließend nehme ich den Umgang mit dem Phänomen der Selbstformung innerhalb einiger Wissenschaften in den Blick (6).

2. Neuro-Enhancement – Was ist das? Und was ist möglich?

Neuro-Enhancement ist die Verbesserung mentaler Eigenschaften durch technische und pharmakologische Mittel. Bisher stehen die pharmakologischen Mittel, also Medikamente, im Vordergrund. Genauer müsste man also von *pharmakologischem* Neuro-Enhancement sprechen. Entscheidend ist in jedem Fall, dass die Mittel nicht zur Therapie von Krankheiten eingesetzt werden, sondern zur Verbesserung *gesunder* Menschen, genauer: gesunder mentaler Eigenschaften wie z.b. die Konzentrationsfähigkeit, die Stimmung und kommunikative Fähigkeiten.

Auf Neuro-Enhancement richten sich teilweise große Hoffnungen, aber ebenso manche Befürchtungen. Auch die Popkultur hat das Thema aufgegriffen, so zum Beispiel in dem Film *Ohne Limit,* in dem ein erfolgloser Schriftsteller durch eine Wunderpille plötzlich ganz neue Fähigkeiten erwirbt und mit einem Schlag erfolgreich und berühmt wird. Doch das ist Hollywood. Wir müssen uns fragen: Was ist an Neuro-Enhancement Wirklichkeit und was ist Fiktion?

Zunächst stellt sich die Frage, was es überhaupt für Mittel gibt, die für Neuro-Enhancement in Frage kommen. Hier einige der wichtigsten Wirkstoffgruppen:

1. *Antidepressiva:* Hier spielt v.a. die Gruppe der selektiven Serotonin-Wiederaufnahmehemmer die zentrale Rolle, z.b. der Wirkstoff Fluoxetin, in Deutschland unter dem Handelsnamen Fluctin bekannt, in den USA unter dem Namen Prozac. Diese Mittel sind zur Behandlung depressiver Erkrankungen vorgesehen, werden jedoch im Rahmen von Neuro-Enhancement zur Verbesserung von Stimmung und sozial-kommunikativen Fähigkeiten eingesetzt.

2. *Psychostimulanzien:* Dazu gehört zum einen Modafinil (Handelsname: Provigil), das zur Behandlung der Narkolepsie (Schlafkrankheit) vorgesehen ist, als Neuro-Enhancer aber zur Steigerung und Aufrechterhaltung von Wachheit eingesetzt wird. Zum anderen gehört zur Gruppe der Psychostimulanzien der Wirkstoff Methylphenidat, besser bekannt unter dem Handelsnamen Ritalin. Zugelassen ist es zur Behandlung von ADHS (Aufmerksamkeitsdefizit-/Hyperaktivitätsstörung) und wird als Neuro-Enhancer zur Steigerung der Konzentrationsfähigkeit, der Leistungs- und Entscheidungsbereitschaft eingesetzt.

3. *Antidementiva:* Das sind Medikamente zur Behandlung von Demenzerkrankungen, wobei die fortschreitende Verschlechterung der geistigen Kompetenzen aufgehalten oder verzögert wird. Als Neuro-Enhancer sollen sie zur Verbesserung des Gedächtnisses dienen.

4. *Beta-Rezeptorenblocker,* kurz *Betablocker,* z.B. Metoprolol: Sie sollen die aktivierende Wirkung u.a. von Adrenalin hemmen und damit Stresseffekte auf Herz und Kreislauf dämpfen. Zum Zwecke des Neuro-Enhancement werden sie zur Entspannung und Konzentrationssteigerung eingesetzt.

Dass es zahlreiche Medikamente gibt, die als mögliche Neuro-Enhancement-Mittel angesehen werden, sagt noch nichts über ihre tatsächliche Nutzung. Wie weit verbreitet ist Neuro-Enhancement also?

Nach einer Studie der DAK aus dem Jahr 2015 nehmen 6,7 % aller Arbeitnehmer im Alter zwischen 20 und 50 Jahren Mittel zur geistigen Leistungssteigerung – mit steigender Tendenz.[3] Die Einnahmehäufigkeit ist dabei sehr unterschiedlich: Sie kann täglich, wöchentlich, monatlich oder nur einmalig sein. Wenn man nur diejenigen Personen heranzieht, die häufig oder regelmäßig zu Neuro-Enhancern greifen, reduziert sich die Zahl der Nutzer auf knapp 2 %. Prozentual sieht das nach einem winzigen Anteil aus, aber in absoluten Zahlen ist die Zahl der Nutzer keineswegs klein: 800.000 Arbeitnehmer nutzen demnach häufig oder regelmäßig Mittel zum Neuro-Enhancement.

Wesentlich höher ist die *Bereitschaft,* solche Mittel unter bestimmten Bedingungen zu nehmen, nämlich dann, wenn sie nebenwirkungsfrei wären. Das gilt jedenfalls für Schüler/-innen und Studierende. In einer Untersuchung unter gut 1.500 Schüler/-innen und Studierenden in Deutschland gaben über 80 % an, dass sie von Neuro-Enhancern Gebrauch machen würden, wenn diese nebenwirkungsfrei wären.[4]

Doch was leisten die diskutierten Mittel tatsächlich außerhalb ihrer medizinischen Indikationen? Die klare Antwort darauf lautet: nicht viel. So hochfliegend die Erwartungen an die Neuro-Enhancer mitunter sind, so enttäuschend ist ihre tatsächliche Leistungskraft. Zwar bestehen immer noch erhebliche Wissenslücken, doch das, was wir heute wissen, spricht für eine insgesamt bescheidene Wirksamkeit. Die meisten Mittel haben keine signifikante und dauerhafte Wirkung. Es gibt kein Mittel, das die Gedächtnisleistung nachgewiesenermaßen steigert. Es gibt kein Mittel, das die Stimmung nachgewiesenermaßen, zuverlässig und dauerhaft verbessert.[5] Das, was an positiven Wirkungen berichtet

---

[3] DAK 2015; vgl. DAK 2009.
[4] Lieb 2010.
[5] Repantis u.a. 2009.

wird, sind Einzelerfahrungen, die zum großen Teil nicht reproduzierbar sind oder auf dem Placeboeffekt beruhen.[6]

Allenfalls die Stimulanzien führen nachweislich zu gewissen Funktionsverbesserungen, vor allem Modafinil. Damit lässt sich auch bei gesunden Menschen eine gewisse Steigerung der Wachheit und Aufmerksamkeit erzielen. Auch die exekutiven Funktionen wurden gestärkt, also die Fähigkeiten der Zielsetzung, der strategischen Handlungsplanung und der Emotionskontrolle.[7] Allerdings waren diese Effekte in den Studien nur dann stark, wenn die Versuchspersonen übermüdet oder anfällig für Müdigkeit waren. Bei ausgeschlafenen Versuchspersonen zeigten sich nur sehr geringe Effekte. Und selbst diese Effekte waren nicht stärker als die von ein paar Tassen Kaffee.

Die Neuro-Enhancement-Mittel sind nicht nur kaum wirksam, sondern haben zudem zahlreiche unerwünschte Nebenwirkungen. So kommt es bei Ritalin sehr häufig zu Nervosität und Schlaflosigkeit, häufig auch zu Kopfschmerzen, Schwindel, Übelkeit, Bauchschmerzen u.a. Bei Modafinil kommt es sehr häufig zu Kopfschmerzen und Nervosität, häufig zu abnormen Leberwerten, Schlaflosigkeit, Angst, Benommenheit, Depression und vielen anderen Beschwerden.

Angesichts dieses Nutzen-Risiko-Profils könnte man erwarten, dass wir am Ende der ethischen Debatte über Neuro-Enhancement angelangt sind, bevor sie eigentlich begonnen hat. Denn weitere ethische Überlegungen erübrigen sich, wenn die Mittel nicht nur teilweise gefährlich sind, sondern nicht einmal den Zweck erfüllen, zu dem sie eingesetzt werden. In jedem Fall jedoch kann man sagen, dass es sich bei Neuro-Enhancement in weiten Teilen um einen Medienhype, um eine Science-Fiction-Debatte handelt.

Doch ist damit die ethische Diskussion tatsächlich beendet? Keineswegs. Denn erstens bleibt es dabei, dass viele Menschen solche Mittel nutzen oder zu nutzen bereit sind. Zweitens gibt es

---

[6] Wie z.b. die geschilderten Erfahrungen in Kramer 1997.
[7] Heuser 2009, 53.

zahlreiche Ethiker und Ethikerinnen, die den Einsatz vehement befürworten.[8] Dabei handelt es sich um einflussreiche Wissenschaftler und Wissenschaftlerinnen, die es teilweise sogar für eine moralische Pflicht halten, sich mit Neuro-Enhancement, wenn es denn funktioniert, weiterzuentwickeln.[9] Vor allem aber kann – drittens – die Entwicklung weitergehen: In Zukunft könnten neue Mittel entwickelt werden, die ein günstigeres Nutzen-Risiko-Profil aufweisen. Der neurowissenschaftliche Erkenntnisfortschritt wird wahrscheinlich neue Möglichkeiten eröffnen, in das Hirn einzugreifen.

Aus diesen Gründen sollten wir die ethische Debatte um Neuro-Enhancement nicht vorzeitig beenden. Dabei sollten wir zwar nicht die begrenzten Wirkungen der aktuellen Mittel aus dem Blick verlieren, andererseits aber auch nicht die Diskussion bei den gegenwärtig vorhandenen Mitteln enden lassen. Vielmehr sollten wir uns fragen: Wie wäre Neuro-Enhancement zu beurteilen, wenn es verlässlich funktioniert und nebenwirkungsarm ist? Die Frage ist also: Wie ist Neuro-Enhancement *grundsätzlich* zu bewerten, unabhängig von dem aktuellen Entwicklungsstand? Unter dieser Voraussetzung werde ich die folgende ethische Diskussion führen: unter der Voraussetzung gezielt wirksamer und wenn nicht nebenwirkungsfreier, so doch nebenwirkungsarmer Mittel.

3. Eine erste ethische Bewertung

Wie also ist Neuro-Enhancement aus ethischer Sicht zu bewerten? Welche Gesichtspunkte gibt es überhaupt, um zu einer qualifizierten ethischen Bewertung zu gelangen? Ein erster Punkt ist die Frage nach Natürlichkeit.

---

[8] Z.B. Savulescu/ter Meulen/Kahane 2011.
[9] Persson/Savulescu 2008.

a) Natürlichkeit/Natur des Menschen

Ist es unnatürlich, mithilfe von Pillen seine mentalen Eigenschaften zu verbessern? Ist es eine bloß künstliche Leistungssteigerung? Und wenn ja, folgt daraus eine negative Bewertung? Diese Folgerung erscheint unplausibel. Denn wir machen sehr viel Unnatürliches und wir schätzen das. Wir fahren ICE, wir sitzen in Häusern aus Beton, wir trinken Kaffee aus der Maschine, wir orientieren uns mit GPS in fremden Städten – all das ist unnatürlich. Wenn *diese* unnatürlichen Dinge unproblematisch sind, ist nicht erklärbar, warum die Unnatürlichkeit beim Neuro-Enhancement per se zum Problem werden sollte.

Die Bewertung ändert sich auch nicht, wenn man die menschliche Natur heranzieht. Denn zu dieser Natur gehört insbesondere die Fähigkeit, sich selbst zum Gegenstand der Veränderung zu machen. Seit jeher versucht der Mensch, sich zu verbessern, seine Fähigkeiten zu steigern. Neuro-Enhancement ist demnach ein neues Mittel für dieses altbekannte menschliche Streben. Da wir dieses Streben auch sonst im Allgemeinen nicht ablehnen, ergibt sich auch aus dem Hinweis auf die menschliche Natur kein Argument gegen Neuro-Enhancement.

b) Autonomie

Ebenso als unproblematisch erscheint Neuro-Enhancement, wenn man die Selbstbestimmung oder Autonomie als Bewertungsmaßstab heranzieht. Denn bei Neuro-Enhancement geht es um etwas, was Personen an sich selbst vollziehen, und zwar in aller Regel freiwillig. Eine Kritik, wie wir sie gegenüber unfreiwilligen und erzwungenen Handlungen vorbringen, wäre deshalb hier deplatziert. Autonome Handlungen sind nicht rechtfertigungsbedürftig, soweit sie keine anderen Menschen schädigen. Man mag sie unklug finden, aber das heißt nicht, dass sie unmoralisch sind.

Man könnte einwenden: Ist das nicht zu kurz gedacht? Ist es nicht naiv, hier von autonomen Entscheidungen auszugehen? Tatsächlich dürfte die Entscheidung zur Einnahme von Neuro-Enhancern oft von gesellschaftlichen Faktoren bestimmt sein, von Erwartungshaltungen der Mitmenschen, von den gesellschaftlichen Erwartungen an Leistungsvermögen und psychische Belastbarkeit. Ist es deshalb nicht eine Illusion, die Entscheidungen für Neuro-Enhancement für autonom zu halten?

Der Einwand weist tatsächlich auf ein Problem hin, aber einen guten Grund für eine moralische Verurteilung von Neuro-Enhancement gibt er nicht ab. Denn der Grad von Autonomie solcher Entscheidungen mag zuweilen bescheiden sein, aber das gilt nicht nur für *diese* Entscheidungen. Auch sonst findet sich das Idealbild der Autonomie kaum in der Wirklichkeit wieder: das Idealbild umfassender Aufgeklärtheit, vollkommener Freiheit von äußeren Beeinflussungen und größtmöglicher Übereinstimmung mit den eigenen langfristigen persönlichen Überzeugungen. Oft werden wir beeinflusst von Erwartungen anderer Menschen, von gesellschaftlichen Regeln usw. Dennoch meinen wir unser Leben einigermaßen selbstbestimmt zu leben.

Wir sollten uns vor allzu hohen Anforderungen an die menschliche Autonomie hüten. Das tun wir normalerweise auch, und es ist nicht zu sehen, warum dies im Fall von Neuro-Enhancement anders sein sollte. Das gilt auch dann, wenn wir Neuro-Enhancement für unvernünftig und vielleicht sogar selbstschädigend halten, denn auch sonst sind selbstverständlich Handlungen zulässig, die wir für unklug halten. Das ist ja gerade ein zentrales Kennzeichen unserer freiheitlichen Ordnung: die Freiheit, das zu tun, was andere für falsch halten. Von diesem Prinzip dürfen wir im Fall von Neuro-Enhancement keine Ausnahme machen.

c) Soziale Auswirkungen

Bisher haben wir nur den einzelnen Nutzer betrachtet. Wenn jedoch viele Menschen Neuro-Enhancement betreiben, dürfte das auch erhebliche soziale Auswirkungen haben. Dazu gehört zum Beispiel ein verschärfter Leistungsdruck.[10] Bereits heute leiden viele Menschen unter großem Leistungsdruck im Berufsleben. Der verbreitete Einsatz von Neuro-Enhancern könnte das verstärken. Auch wenn ein gewisses Maß an Konkurrenz und Leistungsdruck heute oft als Motor für Anstrengung und Innovation gilt, kann ein extremes Maß davon sicherlich kaum als wünschenswert gelten. Insofern ist Neuro-Enhancement also durchaus problematisch.

Diese Einschätzung verschärft sich, wenn man bedenkt, dass gerade diejenigen einen erheblichen Druck erfahren würden, die keine Neuro-Enhancer nutzen wollen. Denn selbst wenn sich Neuro-Enhancement ausbreitet, wird es Menschen geben, die das – aus welchen Gründen auch immer – für sich ablehnen. Wenn jedoch viele andere solche Mittel nutzen oder wenn auch nur der Verdacht besteht, dass sie es tun, werden die Neuro-Enhancement ablehnenden Menschen in eine Zwickmühle gedrängt: Entweder sie entscheiden sich *entgegen* ihren Überzeugungen doch *für* Neuro-Enhancement oder sie halten an ihrer Überzeugung fest, aber *zuungunsten* ihrer Chancen im gesellschaftlichen Konkurrenzkampf.

Man könnte an dieser Stelle einwenden, dass es solche Situationen doch häufig im Leben gebe. Tatsächlich sehen wir uns oft gezwungen, uns um unserer Chancen auf Teilhabe oder Anerkennung willen gegen unsere Bedürfnisse und Wünsche zu entscheiden. So ziehen wir im Berufsleben das an, was erwartet wird, nicht das, was wir eigentlich tragen möchten. Oder wir können uns gedrängt fühlen, einen WhatsApp-Account zu haben, weil wir sonst weniger Kontakt zu unseren Kindern haben, obwohl wir diesen Messenger-Dienst eigentlich ablehnen. Doch es gibt einen

---

[10] Vgl. auch Schöne-Seifert 2009, 352f.

wichtigen Unterschied. Bei Neuro-Enhancement geht es um einen *direkten* Eingriff in unseren Körper und in unsere Persönlichkeit. Ein Druck zu solch invasiven Maßnahmen ist problematischer als einzelne Aspekte der Lebensführung.

Die gesellschaftlichen Auswirkungen einer verbreiteten Nutzung von Neuro-Enhancement – sofern wir sie richtig abschätzen – sind also durchaus kritisch zu sehen. Aber was folgt daraus? Ist es gerechtfertigt, deshalb Neuro-Enhancement zu verbieten? In solchen ethischen Debatten mag es verlockend sein, ein Verbot zu fordern. Aber es ist sehr zweifelhaft, ob ein solches Verbot legitim wäre, oder genauer gesagt: ob die bestehenden Verbote legitim sind. Denn die individuelle Autonomie dürfen wir nur dann beschneiden, wenn andere Menschen in ihren Rechten verletzt werden, nicht jedoch aufgrund von Annahmen über wahrscheinliche unerwünschte soziale Entwicklungen. Genau das aber würden wir machen, wenn wir Neuro-Enhancement verbieten würden.

d) Das gute Leben

Die Kriterien der Unnatürlichkeit und der Autonomie sprechen nicht gegen Neuro-Enhancement, aber sie sprechen auch nicht dafür. Sie sprechen lediglich dafür, kein moralisches Verdikt über Neuro-Enhancement zu verhängen oder gar rechtliche Verbote auszusprechen. Die ethische Bewertung ist insofern bislang neutral. Zieht man die wahrscheinlichen negativen Auswirkungen eines verbreiteten Einsatzes von Neuro-Enhancern in Betracht, neigt sich die Waage zur negativen Seite. Gibt es etwas, das *für* Neuro-Enhancement spricht?

Eine solche positive Bewertung ist am ehesten beim *Zweck* des Neuro-Enhancement zu erwarten, bei dem also, wozu Menschen es betreiben. Welche Lebenslagen es auch sind, ob es um kognitive oder um emotionale Fähigkeiten geht, um Konzentrationsfähigkeit oder um Selbstsicherheit – letztlich hoffen Menschen, sich mit der Verbesserung ihrer mentalen Fähigkeiten etwas Gutes zu tun, ihrem Wohl zu dienen, letztlich zu einem für sie guten Leben beizutragen. Die Frage lautet also: Dient Neuro-Enhancement einem guten Leben? Zur Erinnerung: Es geht nach wie vor nicht um das, was Neuro-Enhancement heute *tatsächlich* kann, sondern um das *grundsätzliche* Versprechen, nämlich sich so zu verändern, wie man es sich wünscht.

Dem Aspekt des guten Lebens kommt damit eine zentrale Bedeutung für die ethische Bewertung zu. Zu beachten ist dabei, dass wir uns damit von der Frage nach einer *moralischen* Bewertung – ist Neuro-Enhancement moralisch zulässig oder nicht? – in den Bereich einer *Ethik des guten Lebens* bewegen, die nicht über Zulässigkeit und Unzulässigkeit befindet, sondern lediglich Empfehlungen aussprechen kann.

Was ein gutes Leben ist, ist bekanntlich umstritten.[11] Doch wir müssen den philosophischen Streit hier nicht entscheiden, sondern können pragmatisch feststellen: Wie auch immer das gute Leben insgesamt zu verstehen ist, es gibt einige Dinge, die jeder als Bestandteile oder Voraussetzungen eines guten Lebens verstehen dürfte. Dazu gehören bestimmte menschliche Eigenschaften wie beispielsweise eine hohe Konzentrationsfähigkeit oder ein gutes Gedächtnis. Diese mentalen Eigenschaften sind für jeden von *instrumentellem* Wert, d.h. sie sind für eine Vielzahl von Tätigkeiten und Lebensweisen nützlich. Niemand würde etwa sagen: Ich würde mich gerne weniger konzentrieren können.

Daneben gibt es Eigenschaften, die wir nicht nur schätzen, weil sie nützlich sind für anderes, sondern die wir *an sich* schätzen, die also *intrinsisch* wertvoll sind. Dazu zählen eine gute Stimmung, Ausgeglichenheit, kommunikative Fähigkeiten. Auch diese Wertschätzung ist nahezu universell. Niemand wünscht sich ernsthaft, weniger ausgeglichen zu sein, öfter schlechte Laune zu haben oder schüchtern zu sein.

---

[11] Einen Überblick über die philosophische Debatte um das gute Leben bietet Fenner 2007.

Diese mentalen Eigenschaften sind genau die Eigenschaften, um die es beim Neuro-Enhancement geht. Das heißt: *Wenn Neuro-Enhancement diese Eigenschaften verbessern kann, dann kann es zu einem guten Leben beitragen.* Insofern ergibt sich – hinsichtlich des guten Lebens – ein positives Bild von Neuro-Enhancement. Allerdings ist das alles noch eine vorläufige Bewertung. Sie ist vorläufig, weil wir einen entscheidenden Aspekt unbeachtet gelassen haben: Denn wir sind ja nicht auf Neuro-Enhancement angewiesen, wenn wir unsere mentalen Eigenschaften verbessern wollen. Diese lassen sich auch durch andere Methoden verbessern. Überhaupt ist der Versuch, seine mentalen Fähigkeiten zu verbessern, ja nichts Neues. Menschen streben seit jeher danach, sich selbst zu verbessern. Aber das taten und tun sie zumeist nicht durch Medikamente, sondern durch Training, durch Übung, also durch *mentale Methoden*.

Merkwürdigerweise gibt es für diese mentalen Methoden zur Verbesserung mentaler Eigenschaften keinen allgemein üblichen Begriff. Manche sprechen von Selbsterziehung, andere von Arbeit an sich selbst, wieder andere von Selbstbildung oder Persönlichkeitsentwicklung. Ich nenne sie *Selbstformung*.[12]

Wenn wir den Beitrag von Neuro-Enhancement zu einem guten Leben einschätzen wollen, müssen wir sie mit alternativen Methoden vergleichen, also mit Selbstformung. Daher ist die ethische Bewertung hiermit nicht beendet, sondern vorerst unterbrochen, um zunächst zu klären, was Selbstformung genau ist und worin sie sich von Neuro-Enhancement unterscheidet.

4. Selbstformung als Alternative und Kontrast

Was genau ist unter »Selbstformung« zu verstehen? Es ist die Veränderung eigener mentaler Eigenschaften auf *mentalem* Wege.

---

[12] Zu den Gründen für diese Begriffswahl Kipke 2011, Kap. 3.3.5.

Die Eigenschaften können kognitiver oder emotionaler Art sein, es können einzelne Gewohnheiten oder umfänglichere Persönlichkeitsmerkmale sein. Bei den Methoden kann es sich um Konzentrationsübungen handeln, um ein Gedächtnistraining, um eine Meditationspraxis oder einfach um die formende Steuerung des Verhaltens und der Gefühle im alltäglichen Leben ohne eigene Übungseinheiten. Es können einfache, selbstgestrickte Techniken sein oder systematisch entwickelte Methoden, die vielleicht Teil eines umfassenden religiösen oder wissenschaftlich fundierten Programms sind. Selbstformung hat also ein sehr breites Spektrum. Und sie ist ein verbreitetes Phänomen. Wer eine normale Buchhandlung betritt, steht meist vor vielen Regalmetern Lebensratgebern: Bücher, mit denen wir – so zumindest die Versprechen – unser Selbstwertgefühl verbessern können, unser Gedächtnis üben, unsere Verhandlungsführung erfolgreicher machen, positives Denken entwickeln, mehr Achtsamkeit entwickeln, unsere Liebesfähigkeit weiterentwickeln können und vieles mehr. Zweifellos findet sich darunter einiges an unseriösem Unsinn, aber entscheidend ist, dass Selbstformung auf ein enorm großes Interesse trifft. Ob man zu solchen Ratgebern greift oder nicht, vermutlich hat jeder erwachsene Mensch in irgendeiner Form Erfahrungen mit Selbstformung. Der eine will weniger schüchtern sein und durchsetzungsfähiger werden. Eine andere bemüht sich, rücksichtsvoller zu sein, gelassener zu werden. Ein Dritter versucht, konzentrierter zu werden.

Wir können also feststellen: Selbstformung und Neuro-Enhancement haben dieselben *Ziele,* beide zielen auf die Verbesserung mentaler Eigenschaften. Doch der *Weg* ist verschieden. Bei Selbstformung wird die erwünschte Änderung nicht durch Medikamente oder andere äußerliche Mittel bewirkt, sondern maßgeblich durch eine mentale Aktivität. Daher liegt es nahe, die beiden Wege miteinander zu vergleichen. Für diesen Vergleich müssen wir jedoch noch etwas genauer in den Blick nehmen, was Menschen machen, wenn sie sich selbst formen und wenn sie Neuro-Enhancement betreiben. Dabei lassen sich vier Unterschiede feststellen:

1. Selbstformung verlangt eine *höhere Selbstaufmerksamkeit*. Ich muss die Aufmerksamkeit von den Dingen, mit denen ich es bei meinem Handeln zu tun habe, auf meine eigenen mentalen Eigenschaften umlenken. Im Fokus meiner Aufmerksamkeit stehen nicht mehr nur meine Arbeitskollegen und das gemeinsame Projekt oder was auch immer Gegenstand meiner Aufmerksamkeit ist, sondern z.B. auch mein Hang zum Jähzorn oder meine Neigung, zu allem Ja zu sagen, mich übermäßig anzupassen – oder was auch immer Ziel meines Veränderungswillens ist. Damit sich etwas ändert, muss ich darauf achten: Wann passiert mir das, unter welchen Bedingungen? Wie verhalte ich mich genau? Wie drückt sich das aus? Eine solche erhöhte Selbstaufmerksamkeit ist beim Neuro-Enhancement nicht erforderlich. Ich muss mich nicht selbst beobachten, damit sich die neurophysiologische Wirkung der Tabletten entfaltet. Das passiert von allein.

2. Doch höhere Selbstaufmerksamkeit reicht noch nicht. Damit sich Veränderungen ergeben, muss ich mein Verhalten oder meine mentalen Prozesse in stärkerer Weise steuern. Ich kann mich nicht auf vertraute Verhaltensweisen und gewohnte mentale Prozesse verlassen, sondern muss diese aktiv umformen. Nötig ist also ein *höheres Maß an Selbststeuerung*. Auch das ist bei Neuro-Enhancement nicht nötig. Ich muss mich zwar für die Einnahme einer Pille entscheiden, aber die Veränderung vollzieht sich von allein, ich erfahre sie passiv.

3. Ein dritter Unterschied liegt in der *Dauer* der Veränderungsprozesse. Unsere mentalen Eigenschaften sind dauerhafter Natur und leisten ihrer Veränderung Widerstand. Selbstformungsprozesse dauern daher mehr oder weniger lang, sie bedürfen wieder-

holter Übung und schreiten nur allmählich voran. Neuro-Enhancement dagegen funktioniert schnell.

4. Diese drei Unterschiede bilden zusammen den vierten Unterschied: die *Anstrengung*. Jeder, der sich selbst zu verändern versucht, weiß das aus eigener Erfahrung: Selbstformung ist mühsam. Man muss eine starke mentale Aktivität aufbringen, und das immer wieder, gegen innere Widerstände, gegen Rückschläge. Neuro-Enhancement hingegen ist einfach. Ich kann es rasch und ohne mentale Aktivität betreiben.

Diese vier Unterschiede sind zunächst rein deskriptiv. Wie sieht es mit den Unterschieden in ethischer Hinsicht aus?

5. Ethischer Vergleich

Zunächst scheint sich eine bestimmte Wertung aufzudrängen, nach der Neuro-Enhancement deutlich im Vorteil ist, da es so viel einfacher ist. Denn Mühe und Anstrengung sind nichts, was wir *an sich* schätzen. Wenn es eine leichtere Abkürzung einer umständlichen, langwierigen oder anstrengenden Tätigkeit gibt, dann nehmen wir die gerne. Anstrengung an sich hat keinen Wert. All unsere alltägliche Techniknutzung beruht darauf: vom Handy übers Internet bis zu Auto und Fahrrad.

Aber schätzen wir die Anstrengung nicht durchaus manchmal an sich? Ja, dann wenn in der anstrengenden Tätigkeit der Zweck unseres Tuns liegt. Die anstrengende Wanderung auf den Berggipfel beispielsweise nehmen wir nicht nur in Kauf, weil wir auf den Gipfel gelangen wollen, sondern wir schätzen das Wandern als solches: die Erfahrung des allmählichen Aufstiegs, das Landschaftserleben, das Erleben der eigenen Kraft und Ausdauer, die Auseinandersetzung mit der Schwerkraft. Die Erfahrung, auf dem Gipfel zu stehen, ist dann nur noch das i-Tüpfelchen. Der Gipfel ist das Ziel, aber nicht der Zweck unserer Wanderung.

Bei vielen anderen Tätigkeiten verhält es sich aber anders. Und die anstrengende Selbstformungstätigkeit nehmen wir in aller Regel nicht auf uns, um sie selbst zu erfahren, sondern allein weil wir das Ziel erreichen wollen: die Veränderung unserer mentalen Eigenschaften.

So sieht es also zunächst nach einem klaren Vorteil für Neuro-Enhancement aus. Dennoch liegt genau in dieser Anstrengung der Selbstformung ein Potenzial, das dem von Neuro-Enhancement überlegen ist, und zwar gerade hinsichtlich seines Beitrags zu einem guten Leben. Dieses Potenzial erschließt sich erst bei einem zweiten Blick auf Selbstformung und Neuro-Enhancement.

Ein *erster* Vorteil der Selbstformung liegt darin, dass die handlungsleitenden Wünsche dabei eher die eigenen sind. Zwar können wir auch mit Neuro-Enhancement – wenn es denn funktioniert – unsere Wünsche in Bezug auf bestimmte persönliche Eigenschaften verwirklichen, uns also so modellieren, wie wir wollen. Aber *wollen* wir das wirklich? Sind das überhaupt unsere eigenen Wünsche? Wir kennen das ja: Wir meinen etwas zu wünschen, aber wenn wir eingehender überlegen, stellen wir fest, dass wir es eigentlich doch nicht wollen.[13] Das fängt bei kleinen Dingen an: Wir haben spontan Lust auf das dicke Stück Schwarzwälder Kirschtorte, aber wenn wir es uns recht überlegen, wollen wir es doch nicht. Oder – wahrscheinlich häufiger – wir merken es erst, nachdem wir unseren Wunsch verwirklicht haben und uns die Wampe vollgeschlagen haben. Oft ist das nicht schlimm, weil die Konsequenzen harmlos sind. Bei Neuro-Enhancement aber geht es um Eingriffe in unsere Persönlichkeit. Sich hier über die eigenen Wünsche zu täuschen, dürfte weitaus gravierender sein.

Aber ist das nicht ein Widerspruch zu dem obigen Befund, dass wir keine überhöhten Anforderungen an die Autonomie haben

---

[13] Dieses Phänomen »eigentlichen« Wollens lässt sich mit dem Philosophen Harry G. Frankfurt als Volitionen zweiter Ordnung verstehen. Es geht um Willensimpulse, die sich auf Volitionen erster Ordnung, also handlungsleitende Wünsche beziehen und diese bewerten. Vgl. Frankfurt 1997.

sollten? Nein, es ist kein Widerspruch. Oben ging es um die Frage der Zulässigkeit der entsprechenden Handlungen. Niedrige Autonomiegrade sind kein legitimer Grund, eine erwachsene Person an der entsprechenden Handlung zu hindern. Jetzt aber geht es um die Frage des guten Lebens, und da wünschen wir uns selbstverständlich nicht nur, dass wir nicht gezwungen werden, sondern dass unsere Entscheidungen in einem anspruchsvollen Sinne unsere eigenen sind. Und genau dies ist bei Neuro-Enhancement weniger wahrscheinlich.

Man könnte einwenden, dass es doch genauso möglich sei, sich über die Wünsche nach Selbstformung zu täuschen. Die Antwort lautet: nein, nicht genauso. Möglich ist das selbstverständlich, aber dass es passiert, ist viel unwahrscheinlicher. Der Grund dafür liegt in den spezifischen Eigenschaften von Selbstformung, wie sie oben beschrieben wurden. Denn die Last der Anstrengung macht die eigenen Selbstformungsbemühungen für die betreffende Person rechtfertigungsbedürftig. Selbstformung zwingt sie gewissermaßen zum Nachdenken über den handlungsleitenden Selbstverbesserungswunsch: Will ich das wirklich, was ich mir da vorgenommen habe? Ist es mir das wert? Jemand, der sich ein Selbstformungsprojekt vornimmt, wird es sich lieber dreimal überlegen, sich diese Mühe anzutun. Und da Selbstformungsarbeit mehr oder weniger lange dauert, wird die Person immer wieder zu diesen Überlegungen angehalten. Dabei langfristig Wünschen zu folgen, die nicht wirklich die eigenen sind, die man also nicht wirklich bejaht, dürfte schwierig sein.

Selbstformung hat also sozusagen einen eingebauten Schutzmechanismus gegen unreflektierte Wünsche. Neuro-Enhancement hat diesen Schutzmechanismus nicht, eben weil es so schnell und anstrengungslos ist. Damit ist es viel wahrscheinlicher, unüberlegten Einfällen, kurzfristiger Unzufriedenheit, sozialem Druck oder schnelllebigen Moden zu folgen. Denn wenn es soziale Erwartungen an eine bestimmte Handlungsweise gibt, folgt man solchen Erwartungen eher, wenn die Handlungsweise schnell und mühelos auszuführen ist, als dann, wenn es sich um eine anspruchsvolle und langwierige Handlungsweise wie die Selbstformung handelt.

Es bleibt also dabei: Bei Selbstformung sind es eher die wirklich eigenen Wünsche, denen wir folgen. Den eigenen Wünschen zu folgen, kann man auch nennen: authentisch sein. Diese Authentizität ist etwas, was wir im Allgemeinen als Bestandteil eines guten Lebens ansehen.

Eine *zweite* Leistung von Selbstformung besteht darin, dass sie Selbsterkenntnis befördern kann. Wer sich selbst durch Selbstformung zu entwickeln versucht, kann sich damit auch selbst besser verstehen. Warum? Weil damit eben eine erhöhte Selbstaufmerksamkeit verbunden ist. Denn wie gesagt: Man kann seine mentalen Eigenschaften nur ändern, wenn man sie möglichst genau in den Blick nimmt, immer wieder aufs Neue in den Blick nimmt, wenn man beobachtet, wie sie sich äußern, wie und unter welchen Bedingungen sie zum Ausdruck kommen usw. Ohne dass man es mit der Selbstformung anstreben muss, lernt man sich dabei besser kennen. Eine solche Selbsterkenntnis entsteht zwar nicht *zwingend* bei Selbstformung, aber die Wahrscheinlichkeit dafür ist hoch. Und auch Selbsterkenntnis ist etwas, was man im Allgemeinen zu einem guten Leben zählt. Niemand sagt so etwas wie: Mir ist es egal, wie sehr ich mich kenne und verstehe.

Diese Neigung zum Zuwachs an Selbsterkenntnis bietet Neuro-Enhancement nicht. Der Nutzer *kann* natürlich Selbstaufmerksamkeit dabei aufwenden, aber Neuro-Enhancement erfordert das nicht. Das liegt wiederum an den spezifischen Eigenschaften, die die beiden Methoden der Selbstverbesserung auszeichnen: die Notwendigkeit erhöhter Selbstaufmerksamkeit auf der einen Seite, das Fehlen einer solchen Notwendigkeit auf der anderen Seite.

Ein *dritter* Vorteil: Selbstformung steigert die Willenskraft. Wir haben bereits gesehen, dass wir bei Selbstformung stets eine er-

höhte Selbststeuerung aufbringen müssen. Zugleich üben und
stärken wir damit diese Fähigkeit, d.h. die Fähigkeit, gegebene Impulse zu kontrollieren, ihre Handlungswirksamkeit zu bremsen,
zu stoppen, andererseits die erwünschten Wünsche durchzusetzen. Das ist das, was man Selbstbeherrschung oder Willenskraft
nennen kann. Man könnte auch sagen: Selbstformung stärkt *Freiheit*, die Freiheit nämlich, so zu handeln, wie man wirklich will.
Diese Freiheitsstärkung bietet Neuro-Enhancement wiederum
nicht, weil es diese Selbststeuerung nicht nötig macht. Man lässt
die Mittel passiv an sich wirken.

Ist das nicht ein überzogenes Urteil? Wird hier nicht mit Kanonen auf Spatzen geschossen? Wir verlieren doch nicht unsere Freiheit, wenn wir ein paar Pillen schlucken? Natürlich nicht. Und
dennoch ist der Unterschied nicht zu vernachlässigen. Leider sind
wir beim Thema Freiheit gewohnt, in groben Alternativen von entweder–oder, von Freiheit und Unfreiheit zu denken, und bei »Unfreiheit« immer gleich an eine weitgehende Kontrollunfähigkeit,
wie sie vielleicht den schwer Suchtkranken kennzeichnet. Tatsächlich aber erweist sich die Wirklichkeit freien und unfreien Wollens
zumeist in feinen Nuancen. Der Alltag der Unfreiheit besteht in
der Regel nicht in ihrem radikalen Mangel, sondern in unspektakulären, aber hartnäckigen und unangenehmen Gewohnheiten, in
einem nicht dramatischen, aber doch spürbaren Mangel an Selbstdisziplin, in einer leichten, aber stabilen Willensschwäche, kurz:
im gewöhnlichen Nicht-so-können-wie-man-will. Um das Mehr
oder Weniger auf dieser Ebene geht es. Hier macht sich der Unterschied zwischen Selbstformung und Neuro-Enhancement bemerkbar.

Und noch etwas *Viertes* kann Selbstformung: Sie ist mit der
Möglichkeit besonders starker *Selbstwirksamkeitserfahrungen* verbunden. Damit ist die beglückende Erfahrung gemeint: Ich kann
mich selbst aus eigener Kraft verändern! Selbstwirksamkeitserfahrungen führen zu Selbstwirksamkeitsüberzeugungen, und diese

haben ihre emotionale Entsprechung im Selbstvertrauen, d.h. in dem Vertrauen, Herausforderungen positiv bewältigen zu können. Hohe Selbstwirksamkeitsüberzeugungen gehen mit hohem Selbstvertrauen einher, ebenso mit Durchhaltevermögen auch bei schwierigen Aufgaben und Hindernissen. Daher gelten sie in der psychologischen Forschung aus gutem Grunde als wesentliche Bedingung psychischer Gesundheit.[14] Auch Selbstwirksamkeitsüberzeugungen, Selbstvertrauen und Durchhaltevermögen können als etwas gelten, das zu einem guten Leben grundlegend dazugehört – unabhängig davon, was man sonst noch zu seinem persönlichen Verständnis eines guten Lebens zählt. Auch diese Erfahrung und dieses Selbstverhältnis kann Neuro-Enhancement nicht bieten.

Authentizität, Selbsterkenntnis, Willenskraft, Selbstwirksamkeitserfahrungen – all diese Erfahrungen, Selbstverhältnisse und Fähigkeiten sind weithin anerkannt als Elemente eines gelingenden Lebens. Es lässt sich also feststellen, dass Selbstformung in der Lage ist, wesentliche Elemente eines guten Lebens zu befördern. Selbstverständlich ist es keine Garantie für ein gutes Leben, aber es kann helfen, die Bedingungen für ein gutes Leben zu sichern und zu fördern. Neuro-Enhancement ist dazu nicht in der Lage.

Zu beachten ist dabei: All diese Unterschiede zwischen Selbstformung und Neuro-Enhancement sind nicht etwa dem unausgereiften Entwicklungsstand der heutigen Neuro-Enhancement-Mittel geschuldet, sondern den spezifischen Merkmalen von Neuro-Enhancement auf der einen Seite und Selbstformung auf der anderen. Das heißt, die Unterschiede wären auch noch da, wenn wir Pillen hätten, die wirksamer und nebenwirkungsärmer wären. Die ethisch relevanten Unterschiede liegen in der grundsätzlich unterschiedlichen Art und Weise begründet, wie Menschen dabei mit sich selbst umgehen.

---

[14] Haußer 1995, 55.

Und noch etwas wird deutlich: Wir sollten es uns in der Bewertung menschlichen Selbstverbesserungsstrebens nicht zu einfach machen und alles über einen Kamm scheren. Wir sollten uns die Mühe machen, nicht nur die jeweiligen Ziele, sondern auch die Mittel genau zu untersuchen. Die Bewertung ändert sich je nachdem, um welche Methode es sich handelt. Selbstverbesserung ist nicht an sich schlecht oder gut. Es kommt darauf an, wie man es macht.

6. Der wissenschaftliche Umgang mit der Selbstformung

Das Phänomen der Selbstformung ist also aus ethischer Perspektive von erheblichem Interesse. Man könnte erwarten, dass es deshalb Gegenstand intensiver philosophischer Forschung ist.[15] Doch das ist nicht der Fall. Während in den Neurowissenschaften in den letzten Jahren zahlreiche Studien zur Wirkungsweise bestimmter Meditationstechniken und anderer mentaler Übungen durchgeführt wurden[16], herrscht in der akademischen Philosophie zu diesem Phänomen größtenteils Schweigen. Und wenn es doch einmal Berücksichtigung findet, dann wird seine Existenz mitunter abgestritten. Insgesamt ist sogar ein dreifacher negativer Umgang mit Selbstformung in einigen Wissenschaften zu beobachten.

---

[15] Von philosophischem Interesse ist die Selbstformung keineswegs nur bei dem naheliegenden Vergleich mit Neuro-Enhancement, sondern auch bei anderen Fragestellungen wäre die Berücksichtigung der Selbstformung aufschlussreich. Das gilt zum Beispiel für die Theorie der Willensfreiheit, die Theorie der Moral(entwicklung) und die Theorie der Person. Vgl. dazu Kipke 2011, Kap. 4.

[16] Die Neurowissenschaftlerin Tanja Singer etwa forscht seit Jahren über die Wirkungen von Meditationstechniken und anderen mentalen Übungen und stellt erstaunliche Wirkungen fest, was die Veränderung von Empathie, Stressanfälligkeit, Konzentrationsfähigkeit und anderen Eigenschaften angeht: www.resource-project.org (14.06.2018).

a) Ignorieren

Zum einen wird wie gesagt Selbstformung nicht oder nur sehr selten zum Thema gemacht.[17] Diese Feststellung kann erstaunen, da
in der praktischen Philosophie vielfach von Selbstverwirklichung,
Selbstgestaltung oder Selbsterfindung des Menschen die Rede ist.
Doch unter »Selbstverwirklichung« wird zumeist die Erfüllung
persönlich wichtiger Wünsche verstanden. Wenn jemand Arzt
werden, eine große Familie gründen oder gute Freundschaften
pflegen will und diese Wünsche umsetzt, dann ist das Selbstverwirklichung. Das kann mit Selbstformung einhergehen, und
Selbstformung kann selbstverständlich *eine* Form der Selbstverwirklichung sein, aber Selbstverwirklichung und Selbstformung
sind nicht dasselbe. Die Begriffe »Selbstentwurf« und »Selbsterfindung« zielen hingegen zumeist auf die Entwicklung des Selbst-
verstehens, also die Veränderung des Bildes davon, wie jemand ist
und sein möchte. Solche Selbstbilder und Selbstentwürfe sind eine
notwendige, aber keine hinreichende Voraussetzung für Selbstformung.

Selbstformung sollte man von einem anderen Phänomen und
Begriff abgrenzen: von der Lebensgestaltung. Wir gestalten unser
Leben, wir treffen Entscheidungen über unsere Berufswahl, wir
entscheiden uns für oder gegen bestimmte Beziehungen, für oder
gegen Heiraten, wir pflegen einen bestimmten Lebensstil. All das
ist Lebensgestaltung, aber keine Selbstformung. Lebensgestaltung
kann mit Selbstformung verbunden sein, ist aber selbst noch keine
Selbstformung. Diese Abgrenzung ist schwieriger als die oben genannten, vielleicht wirkt sie sogar etwas künstlich. Denn mit all
unseren lebensprägenden Entscheidungen entscheiden wir auch
darüber, was für Menschen wir sind. Und unsere Selbstformung ist
andererseits immer auch in bestimmte Formen der Lebensgestaltung eingebettet. Dennoch ist *Lebens*gestaltung noch keine *Selbst*-
formung. Ich kann Arzt oder Philosoph oder Pfarrer werden wol-

---

[17] Eine der seltenen Ausnahmen: Sloterdijk 2009.

len und meine Lebensführung auf dieses Ziel hin ausrichten. Aber das sagt noch nicht viel darüber aus, was für ein Mensch ich sein will. Und es sagt überhaupt nichts darüber, ob ich absichtlich an meiner Persönlichkeit arbeite. Man kann sein Leben nicht leben, ohne es irgendwie zu gestalten. Aber man kann ein Leben leben, ohne sich selbst absichtlich zu gestalten.

Selbstverwirklichung, Selbstentwürfe, Lebensgestaltung – diese Praktiken und mentalen Phänomene nehmen in der praktischen Philosophie einigen Raum ein, doch Selbstformung ist fast nie Thema. Ein Zeichen für dieses Desiderat ist auch der oben beschriebene Mangel an einem allgemein gebräuchlichen Begriff für Selbstformung.

Das Ignorieren der Selbstformung ist umso überraschender, als Neuro-Enhancement zumindest in der angewandten Ethik vielfach thematisiert wird. Insofern haben wir also eine merkwürdige Schieflage der Diskussion: Das, was größtenteils Science-Fiction ist, wird intensiv diskutiert, während das, was weit verbreitet und lebensweltlich stark verankert ist, kaum Aufmerksamkeit erfährt.

b) Dementieren

Doch das ist noch nicht die ganze Wahrheit. Manchmal wird das Thema der Selbstformung durchaus in der Philosophie behandelt. Doch wenn, dann wiederum oft auf negative Weise: Selbstformung wird *dementiert*. Es wird in Abrede gestellt, dass sie funktioniert oder dass es so etwas überhaupt geben kann.

Diese Kritik entzündet sich insbesondere an dem Werk von Michel Foucault und der von ihm inspirierten sogenannten Lebenskunstphilosophie. Foucault hat sich in seinem Spätwerk viel mit dem Phänomen der Selbstsorge beschäftigt, d.h. mit dem Kümmern um sich selbst, dem Sich-selbst-Aufmerksamkeit-Schenken. Zu dieser Selbstsorge gehört auch die gezielte Veränderung mentaler Eigenschaften. In erster Linie hat Foucault diese Selbstsorge anhand antiker Texte minutiös untersucht[18], aber er hat sie auch für die Gegenwart empfohlen und zur Entwicklung einer modernen Lebenskunst aufgerufen[19]. Die Lebenskunstphilosophie greift diese Anregung auf und versucht sie fruchtbar zu machen.[20] Der dementierende Umgang mit der Selbstformung findet sich z.B. bei dem Philosophen Wolfgang Kersting. Für ihn unterliegt die Lebenskunstphilosophie einer »freiheitstheoretischen Verfehlung«, einem gravierenden Missverständnis, insofern sie das Leben als einen »Herstellungsprozess« versteht. Das Leben sei aber nicht zu »machen«.[21] Mit einem verzerrten Handlungs- und Lebensverständnis überfordere die Lebenskunst das menschliche Leben. Sie betreibe einen »Selbsterschaffungsfuror«[22], verfolge einen Anspruch auf »gottgleiche Selbstmächtigkeit«, klammere »Zufall, Schicksal und Endlichkeit«[23] aus und übersehe »die Wirklichkeit der Abhängigkeiten und Unveränderlichkeiten«[24].

Ähnlich urteilt der Philosoph Ludger Heidbrink, der der Lebenskunstphilosophie ein übersteigertes und naives Autonomieverständnis zum Vorwurf macht. Die Philosophen der Lebenskunst lieferten »ein technokratisches Zerrbild des autonomen Individuums, das fähig ist, seine Existenz in ein Artefakt zu verwandeln, in dem auch noch die Zufälle und Widerfahrnisse dem Pinselstrich der eigenen Lebensführung folgen.«[25]

Diese Kritik ist nicht normativer Art. Sie will nicht etwa von Lebenskunst abraten, sondern es geht den Autoren darum, dass es diese Praxis gar nicht geben könne. Das Vorhaben scheitere an unüberwindlichen anthropologischen Hürden. Der Mensch sei nicht

---

[18] Foucault 1989.
[19] Foucault 2005, 905.
[20] Schmid 1998.
[21] Kersting 2007, 21.
[22] Ebd., 38.
[23] Ebd., 36.
[24] Ebd., 37.
[25] Heidbrink 2007, 285.

dazu fähig, sich selbst in die Hand zu nehmen und nach eigenen Idealen zu formen. Kurzum: Selbstformung sei nicht möglich.

Was ist von dieser Infragestellung zu halten? Einerseits ist es zweifellos richtig, dass das Leben sich großenteils der Verfügbarkeit entzieht und kein Gegenstand ist, den man gleichsam bildhauerisch bearbeiten kann. Andererseits schießt die Kritik über das Ziel hinaus und widerspricht der Lebenserfahrung unzähliger Menschen nicht nur heute, sondern auch in der Vergangenheit.

Wenn es Selbstformung nicht gibt, wie sind dann die bemerkenswerten Resultate der modernen neurologischen Forschung zu verstehen, nach der bestimmte Übungen einen signifikanten Einfluss auf das Gefühlsleben, auf die Selbstwahrnehmung, auf Vertrauen, auf Empathie und andere mentale Eigenschaften haben? Wie ist es zu erklären, dass diese Veränderungen sogar auf neurologischer und hormoneller Ebene nachzuweisen sind?[26]

Oder, beispielhaft biographisch, was konnte dann Helmut Schmidt meinen, wenn er sagte:»Ich habe mich im Laufe des Lebens schon relativ früh zur Gelassenheit erzogen«?[27]

Woran erinnert sich Tenzin Gyatso, besser bekannt als der 14. Dalai Lama, wenn er in seiner Autobiographie beschreibt, wie er bei bestimmten Übungen sich darauf konzentrierte, »Mitgefühl für alle lebenden und fühlenden Wesen zu entwickeln«?[28]

Wovon spricht der ehemalige Schachweltmeister Garri Kasparow, wenn er von seinem Schachtraining berichtet:»So lernte ich, Fehler zu vermeiden und am Vorgang der Entscheidungsfindung zu feilen«?[29]

Beispiele dieser Art lassen sich vielfach finden. So verschieden die Persönlichkeiten, die kulturellen Prägungen, die Ziele und Mittel, stets arbeiten Menschen an ihren mentalen Eigenschaften,

---

[26] Umfassende Informationen z.B. beim Forschungsprojekt ReSource: www.resource-project.org (14.06.2018).

[27] Schmidt 2009.

[28] Dalai Lama 2001, 190.

[29] Kasparow 2008, 21.

sie verändern einen Teil ihrer Persönlichkeit. Auch wenn eine radikale Änderung der Persönlichkeit kaum möglich ist, erscheint die
radikale Infragestellung der Möglichkeit von Selbstformung ideo-
logisch, weil sie eine offensichtliche Tatsache leugnet.

Daher stellt sich die Frage: Wie kommt es zu dieser radikalen
Infragestellung der Möglichkeit von Selbstformung? Wie kommen
die betreffenden Autoren darauf? Zwei Gründe liegen nahe:

1. Ein Grund dürfte in unrealistischen Vorstellungen von der
Reichweite der Selbstformung liegen: Vorstellungen, nach denen
wir völlig frei aus uns selbst machen können, was wir wollen. Diese
Vorstellungen werden teilweise auch in manchen unseriösen
Selbstformungslehren verbreitet. Ihnen gegenüber ist es richtig,
auf die Grenzen unserer Selbstveränderungsfähigkeit hinzuwei-
sen. Wir haben uns nicht vollständig in der Hand, viele Eigenschaften sind schwer veränderbar, unsere Persönlichkeit lässt sich
nicht vollständig umformen. Doch daraus abzuleiten, dass es gar
nicht möglich ist, sich aus eigener Kraft absichtlich zu ändern, hie-
ße, das Kind mit dem Bade auszuschütten.

2. Ein zweiter Grund liegt vermutlich in der fehlenden Unterscheidung zwischen Lebensgestaltung und Selbstformung. So sehr
Selbstformung und Lebensgestaltung miteinander zusammenhängen, unterscheiden sie sich hinsichtlich ihrer Grenzen. Die Möglichkeiten, sein Leben zu gestalten, sind nämlich begrenzter. Unsere Lebenspläne können durch die Widerfahrnisse des Lebens
zerstört werden, durch all das, was nicht in unserer Macht steht:
Krankheiten, Unfälle, Arbeitslosigkeit usw. Wir wissen nicht, welchen Menschen wir begegnen werden, welche Erfahrungen wir
machen werden, welche neuen Interessen wir entwickeln, was mit
uns passiert, was wir morgen denken und wollen. Der planenden
Gestaltung des eigenen Lebens sind enge Grenzen gesetzt. Hier ist
die Kritik an überzogenen Machbarkeitsphantasien berechtigt.
Selbstformungsprojekte dagegen sind deutlich weniger dafür anfällig, von unvorhersehbaren Ereignissen zunichte gemacht zu

werden. Wir können trotz Arbeitslosigkeit und Krankheit an den Persönlichkeitsmerkmalen arbeiten, die uns wichtig sind. Wir können auch in neuen Lebensumständen an unserem Selbstformungsprojekt festhalten. Natürlich sind wir auch da nicht völlig unempfindlich gegenüber äußeren Ereignissen, aber Selbstformung kann viel unabhängiger von den Widerfahrnissen des Lebens fortgeführt werden, solange wir die basalen mentalen Voraussetzungen dafür mitbringen.

Die radikale Verneinung der Möglichkeit von Selbstformung ist nicht nur überzogen, sondern führt auch in Widersprüche, wenn die Autoren eine positive Alternative zur Selbstformung formulieren. Das ist z.b. bei dem genannten Wolfgang Kersting zu beobachten. Anstelle einer »verkrampften Selbstmächtigkeit« befürwortet er Gelassenheit, also das richtige Maß an Passivität, um mit den Wechselfällen des Lebens zurechtzukommen: »Selbstbestimmung muß daher aller aggressiven Formierungsgewalt abschwören und lernen, sich anzupassen, anzuschmiegen an die Verhältnisse, sich von den Umständen bestimmen zu lassen.«[30] Kersting übersieht hier, dass dieses Sichanpassen eine *Fähigkeit* ist, die nicht jedem in die Wiege gelegt wurde, die also *gelernt* werden muss. Doch dafür ist genau das notwendig, was er so vehement in Frage stellt: Selbstformung.

c) Kritisieren

Neben dem Ignorieren und Dementieren lässt sich eine dritte Art negativen Umgangs mit Selbstformung beobachten. Manche beachten das Thema durchaus, sie halten Selbstformung auch nicht für unmöglich, sondern für *falsch*. Dieser Umgang findet sich weniger in der Philosophie als vielmehr in der Soziologie und auch in der (evangelischen) Theologie.

Ein Beispiel ist der Freiburger Soziologe Ulrich Bröckling. Er beschäftigt sich mit Selbstformungspraktiken wie z.B. Empower-

---

[30] Kersting 2007, 79.

ment, Kreativitätssteigerung u.a. Bröckling zufolge handelt es sich dabei nicht um ein autonomes Handeln, sondern um »normative Anforderungen« und »Rollenangebote«, die einen »gesellschaftlichen Sog« auslösen und ein »Kraftfeld« entstehen lassen.[31] Menschen entscheiden sich nicht dafür aus freien Stücken, sondern sie können ihr Handeln bloß »auf den Sog einstellen«.[32]

Für Bröckling erfolgt die gegenwärtige Selbstformungskultur »im Zeichen einer umfassenden Ökonomisierung aller sozialen Beziehungen – einschließlich der zu sich selbst«.[33] Selbstformung ist hier also nur eine unfreie Reaktion auf sozialen Druck, ein Zwang und ein Instrument der allumfassenden Herrschaft des ökonomischen Denkens. Wir haben es hier also nicht nur mit einer Gesellschaftsanalyse zu tun, sondern mit einer scharfen Gesellschaftskritik.

Diese Kritik ist sicher nicht gänzlich unberechtigt. Für manches Selbstformungsprojekt, für manche Erwartungen mag sie zutreffend sein. Aber Bröcklings Kritik ist grundsätzlich. Und diese Grundsätzlichkeit ist das Problem. Dass es bei manchen Selbstformungsprojekten einen gesellschaftlichen Druck gibt, heißt nicht, dass *jede* Selbstformung nur auf solchen Druck hin zustande kommt. Und dass es soziale Erwartungen gibt, heißt nicht, dass Menschen in ihrer Selbstformung hauptsächlich diesen folgen. Die Kritik beruht offensichtlich auf einem geringen Vertrauen in die Autonomie der Menschen. Mehr noch, sie übersieht, dass gerade in der Selbstformung ein Potenzial zur Autonomieentwicklung liegt.

Auch Bröckling empfiehlt eine Alternative, nämlich sich dem Selbstoptimierungsstreben zu verweigern: eine »Indifferenz«, ein »Nichttun«, eine »permanente Absetzbewegung«, den Versuch, »anders anders zu sein«. Das klingt vielleicht attraktiv, aber damit verfällt Bröckling demselben Widerspruch, wie wir ihn bei den

---

[31] Bröckling 2007, 7.
[32] Ebd., 8.
[33] Ebd., 243.

Leugnern der Selbstformung kennengelernt haben. Denn auch solche Haltungen sind oder verlangen Selbstformung.

Andere Autoren bemängeln nicht nur den sozialen Druck, sondern auch eine damit einhergehende permanente Überforderung durch Selbstformung bzw. den Selbstformungsanspruch. So schreibt der französische Soziologe Alain Ehrenberg in seinem Buch *Das erschöpfte Selbst:* »Gestern verlangten die sozialen Regeln Konformismen im Denken, wenn nicht Automatismen im Verhalten; heute fordern sie Initiative und mentale Fähigkeiten.«[34] Auch hier steht also die gesellschaftliche Forderung nach Selbstformung in der Kritik. Dieses gesellschaftlich geforderte Selbstformungsbemühen ist – zumindest potenziell – grenzenlos. Für jede Fähigkeit ist eine weitere Steigerung denkbar, und weitere Eigenschaften können zum Ziel von Verbesserungsmaßnahmen erkoren werden. Und sich selbst verbessern zu wollen, bedeutet, seinen aktuellen Zustand als nicht gut zu beurteilen. Selbstformung ist also stets mit Selbstkritik verbunden. Die kritische Selbstbeurteilung kann im Verein mit der Unabschließbarkeit von Selbstformung ein Gefühl dauerhaften Ungenügens erzeugen. Nach Ehrenberg führt das zur Depression, die für ihn *die* Krankheit der Moderne ist: Die Depression ist eine »Krankheit der Unzulänglichkeit«[35], »eine *Krankheit der Verantwortlichkeit,* in der ein Gefühl der Minderwertigkeit vorherrscht«, »die Krankheit von jemandem, der nur er selbst sein will und diesem Anspruch nie gerecht wird, als liefe er beständig hinter dem eigenen Schatten her«.[36]

Auch diese Kritik ist nicht völlig abwegig. Aber auch sie ist in ihrem pauschalen Charakter fragwürdig. Erstens ist das Selbstformungsstreben nicht notwendigerweise unersättlich. Wer sich vor-

---

[34] Ehrenberg 2004, 9.
[35] Ebd., 265.
[36] Ebd., 4. Eine andere Art der Kritik findet sich bei manchen Theologen, insbesondere evangelischer Provenienz. Die Kritik richtet sich hier aber weniger auf die strukturelle Überforderung des Selbstverbesserungsstrebens, sondern auf ihren vermeintlich egozentrischen Charakter, ihre Selbstbezogenheit, so z.B. Roth 2015.

nimmt, eine gegenüber dem Jetztzustand verbesserte Konzentrationsfähigkeit zu erringen, kann dieses Ziel erreichen und ist nicht gezwungen, nach Erreichen des Ziels weiter zu machen. Wer sich mehr Selbstsicherheit im sozialen Umgang wünscht, muss nach Erlangung eines annähernd normalen Levels nicht ein immer höheres Maß an Selbstsicherheit anstreben. Es stellt sich sogar die Frage, ob es sich überhaupt noch um dasselbe Ziel handeln würde oder ob die angestrebte Eigenschaft nicht ab einem bestimmten Zeitpunkt in etwas anderes umkippt, nämlich in Überheblichkeit und Unsensibilität.

Zweitens ist Selbstformung nicht auf unrealistische Ziele angewiesen. Wer sich selbst formen will, ist nicht zu der Annahme genötigt, dass ihm seine Persönlichkeit in Gänze wie eine Modelliermasse zur Verfügung steht. Es ist keine Frage, dass wir uns nicht selbst erschaffen und komplett umwandeln können. Aber innerhalb gewisser Grenzen können wir uns willentlich verändern. Ein kluger Umgang mit Selbstformungsvorhaben berücksichtigt diese Grenzen.

Drittens ist auch hier die Gegenstrategie wiederum auf Selbstformung angewiesen. Denn wie kann man sich der Überforderung entziehen? Indem man eine andere Haltung entwickelt und verankert, eine Haltung der Selbstakzeptanz, eine Selbstliebe, ein Annehmen seiner selbst. Das ist keineswegs mit einem einfachen, einmaligen Entschluss getan. Auch die Selbstakzeptanz ist eine Fähigkeit, die es zu üben gilt, wenn sie einem nicht in die Wiege gelegt wurde.

Wir sehen also, dass das Thema Selbstformung in einigen Wissenschaften auf fragwürdige Weise behandelt wird: auf dreifache Weise negativ, dabei sehr pauschal, aufgrund fragwürdiger Annahmen und wiederholt selbstwidersprüchlich, insofern die vorgeschlagenen Alternativen genau das voraussetzen, was dementiert und kritisiert wird.

Hierbei handelt es sich nicht nur um einige innerwissenschaftliche Einseitigkeiten, die weiter keine Rolle spielen, sondern diese Schlagseiten sind bedauerlich gerade vor dem Hintergrund der drängenden Frage nach der ethischen Bewertung neuer, technischer, pharmakologischer Methoden der Selbstoptimierung. Denn gerade der Vergleich der verschiedenen Wege der aktiven Selbstveränderung ist für ihre ethische Bewertung lehrreich. Um einen solchen Vergleich vornehmen zu können, muss man jedoch die Phänomene unvoreingenommen in den Blick nehmen, statt sie zu ignorieren, zu dementieren oder pauschal abzulehnen.

Literatur

Birnbacher, Dieter (2016): Neuro-Enhancement. Die ethische Ambivalenz eines schnell wachsenden Bereiches, Information Philosophie 44, Heft 1, 18–33.

Bröckling, Ulrich (2007): Das unternehmerische Selbst. Soziologie einer Subjektivierungsform, Frankfurt a.M.

DAK (2009): DAK-Gesundheitsreport 2009. Analyse der Arbeitsunfähigkeitsdaten. Schwerpunktthema Doping am Arbeitsplatz.

DAK (2015): DAK-Gesundheitsreport 2015. Analyse der Arbeitsunfähigkeitsdaten. Update: Doping am Arbeitsplatz, www.dak.de/dak/download/gesundheitsreport-2015-update-doping-am-arbeitsplatz-1587940.pdf (14.06.2018).

Dalai Lama ([10]2001): Das Buch der Freiheit. Die Autobiographie des Nobelpreisträgers, Bergisch Gladbach.

Ehrenberg, Alain (2004): Das erschöpfte Selbst. Depression und Gesellschaft in der Gegenwart, Frankfurt a.M.

Fenner, Dagmar (2007): Das gute Leben, Berlin/New York.

Foucault, Michel (1989): Sexualität und Wahrheit, Bd. 3: Die Sorge um sich, Frankfurt a.M.

Foucault, Michel (2005): Eine Ästhetik der Existenz, in: ders.: Schriften in vier Bänden, Bd. 4: 1980–1988, hrsg. von Daniel Defert und François Ewald, Frankfurt a.M., 902–909.

Frankfurt, Harry G. (³1997): Willensfreiheit und der Begriff der Person, in: Peter Bieri (Hrsg.): Analytische Philosophie des Geistes, Weinheim, 287–302.

Haußer, Karl (1995): Identitätspsychologie, Berlin u.a.

Heidbrink, Ludger (2007): Autonomie und Lebenskunst. Über die Grenzen der Selbstbestimmung, in: Wolfgang Kersting / Claus Langbehn (Hrsg.): Kritik der Lebenskunst, Frankfurt a.M., 261–286.

Heuser, Isabella (2009): Psychopharmaka zur Leistungsverbesserung, in: Deutscher Ethikrat (Hrsg.): Der steuerbare Mensch? Über Einblicke und Eingriffe in unser Gehirn, Vorträge der Jahrestagung des Deutschen Ethikrates 2009, Berlin, 49–55.

Kasparow, Garri (2008): Strategie und die Kunst zu leben. Von einem Schachgenie lernen, München.

Kersting, Wolfgang (2007): Einleitung: Die Gegenwart der Lebenskunst, in: ders. / Claus Langbehn (Hrsg.): Kritik der Lebenskunst, Frankfurt a.M., 10–88.

Kipke, Roland (2011): Besser werden. Eine ethische Untersuchung zu Selbstformung und Neuro-Enhancement, Paderborn.

Kipke, Roland (2012): Ignoriert, dementiert, kritisiert: menschliche Selbstformung im Schatten der technischen Optimierungsstrategien, in: Anna Sieben / Katja Sabisch-Fechtelpeter / Jürgen Straub (Hrsg.): Menschen machen. Die hellen und die dunklen Seiten humanwissenschaftlicher Optimierungsprogramme, Bielefeld, 269–303.

Kramer, Peter D. (²1997): Listening to Prozac, New York u.a.

Lieb, Klaus (2010): Hirndoping. Warum wir nicht alles schlucken sollten, Mannheim.

Persson, Ingmar / Savulescu, Julian (2008): The Perils of Cognitive Enhancement and the Urgent Imperative to Enhance the Moral Character of Humanity, Journal of Applied Philosophy 25, 162–177.

President's Council on Bioethics (2003): Beyond Therapy. Biotechnology and the Pursuit of Happiness. A Report of the President's Council on Bioethics, New York/Washington, D.C.

Repantis, Dimitris, u.a. (2009): Antidepressants for Neuro-Enhancement in Healthy Individuals. A Systematic Review, Poiesis & Praxis 6, Heft 3–4, 139–174.

Roth, Michael (2015): Selbstformung und Selbstoptimierung. Selbstkritische Überlegungen zum »Tanz« um das eigene Selbst, in: Ruth Conrad / Roland Kipke (Hrsg.): Selbstformung. Beiträge zur Aufklärung einer menschlichen Praxis, Münster, 277–287.

Savulescu, Julian / ter Meulen, Ruud / Kahane, Guy (Hrsg.) (2011): Enhancing Human Capacities, Chichester u.a.

Schmid, Wilhelm (1998): Philosophie der Lebenskunst. Eine Grundlegung, Frankfurt a.M.

Schmidt, Helmut (2009): Auf eine Zigarette mit Helmut Schmidt. Über die allerletzte im ZEITmagazin, ZEITmagazin Nr. 6, 29. Januar 2009, 46.

Schöne-Seifert, Bettina (2009): Neuro-Enhancement: Zündstoff für tiefgehende Kontroversen, in: dies. u.a. 2009, 347–363.

Schöne-Seifert, Bettina, u.a. (Hrsg.) (2009): Neuro-Enhancement. Ethik vor neuen Herausforderungen, Paderborn.

Sloterdijk, Peter (2009): Du mußt dein Leben ändern. Über Religion, Artistik und Anthropotechnik, Frankfurt a.M.

Verzeichnis der Autorinnen und Autoren

Prof. Dr. Jörg Hacker (Jg. 1952)
1970–1974 Studium der Biologie an der Martin-Luther-Universität, Halle (Saale), 1988 C3-Professur für Mikrobiologie, Universität Würzburg, 1993–2008 C4-Professur und Vorstand des Instituts für Molekulare Infektionsbiologie, Universität Würzburg, 2008–2010 Präsident des Robert Koch-Instituts, Berlin, seit 2010 Präsident der Deutschen Akademie der Naturforscher Leopoldina, Halle (Saale).

Chefarzt Dipl.-Med. Hendrik Karpinski (Jg. 1962)
Facharzt für Kinder- und Jugendmedizin, seit 2000 Chefarzt, seit 2002 Geschäftsführer und Ärztlicher Direktor der Klinikum Niederlausitz GmbH Senftenberg, Leiter des Netzwerkes Gesunde Kinder.

Dr. Roland Kipke (Jg. 1972)
Philosoph und Bioethiker, nach Stationen an der Charité Berlin und der Universität Tübingen seit 2016 wissenschaftlicher Mitarbeiter an der Katholischen Universität Eichstätt-Ingolstadt.

Prof. Dr. Christian Lenk (Jg. 1971)
Geschäftsführer der Ethikkommission der Universität Ulm. 2008/09 Leverhulme Visiting Fellow an der Swansea University (Wales), 2011 Gastwissenschaftler an der Universität Zürich (Schweiz). 2010/11 stv. Vorsitzender der Ethikkommission der Universitätsmedizin Göttingen. 2016 Ernennung zum apl. Professor für Medizinethik an der Universität Ulm.

Prof. Dr. Andreas Lindemann (Jg. 1943)
Professor für Neues Testament an der Kirchlichen Hochschule Bethel (1978–2009), korrespondierendes Mitglied der Akademie der Wissenschaften zu Göttingen, 2000 Präsident des Colloquium Biblicum Lovaniense, 2009/10 Präsident der Studiorum Novi Testamenti Societas, seit 2007 Direktor der Evangelischen Forschungsakademie.

Prof. Dr. Rüdiger Lux (Jg. 1947)
1995–2012 Inhaber des Lehrstuhls für Theologie und Exegese des Alten Testaments an der Universität Leipzig; langjähriger Universitätsprediger. Seine Forschungsschwerpunkte liegen im Bereich der biblischen »Weisheitsliteratur« und der nachexilischen »Prophetie«. Er ist ordentliches Mitglied der Sächsischen Akademie der Wissenschaften und war 2001–2007 Direktor der Evangelischen Forschungsakademie.

Dr. Lilian Marx-Stölting (Jg. 1975)
Biologin und Bioethikerin, seit 2010 wissenschaftliche Mitarbeiterin der interdisziplinären Arbeitsgruppe »Gentechnologiebericht« der Berlin-Brandenburgischen Akademie der Wissenschaften (BBAW), seit 2001 Lehre der Biologie und Bioethik in unterschiedlichen Kontexten und Formaten.

Prof. Dr. Ludwig Siep (Jg. 1942)
Seniorprofessor am Exzellenzcluster »Religion und Politik« der Universität Münster. Von 1979 bis 1986 ord. Professor der Philosophie an der Universität-GH Duisburg, von 1986 bis zur Emeritierung 2011 Professor und Direktor am Philosophischen Seminar der Universität Münster. Von 2002 bis 2011 Vorsitzender der Zentralen Ethik-Kommission für Stammzellforschung (Berlin).

Dr. Bernd Weidmann (Jg. 1965)
Philosoph, seit 2012 wissenschaftlicher Mitarbeiter an der Karl-Jas-pers-Gesamtausgabe der Heidelberger Akademie der Wissenschaften.

Prof. Dr. Thomas von Woedtke (Jg. 1962)
Apotheker für Experimentelle Pharmakologie und Toxikologie, seit 2008 Forschungsschwerpunktleiter Plasmamedizin am Leibniz-Institut für Plasmaforschung und Technologie e.V. Greifswald (INP Greifswald), seit 2011 W2-Professor für Plasmamedizin an der Universitätsmedizin Greifswald.

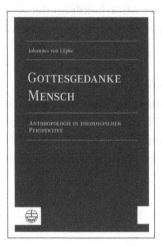
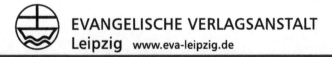

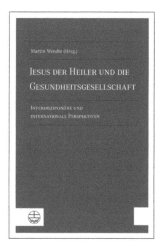

Martin Wendte (Hrsg.)
**Jesus der Heiler und die
Gesundheitsgesellschaft**
Interdisziplinäre und
internationale Perspektiven

228 Seiten, Paperback
ISBN 978-3-374-05364-3
EUR 36,00 [D]

Jesus hat geheilt – und auch heute spielen Gesundheit eine zentrale Rolle. Denn wir leben in Europa in einer Gesellschaft, für die Gesundheit ein wichtiger Wert ist. Zudem gewinnen Kirchen, die Heilungen praktizieren, in Deutschland und weltweit an Bedeutung. Welche Brücken lassen sich zwischen dem heilenden Jesus damals und den Herausforderungen unserer heutigen Gesundheitsgesellschaft inklusive ihres Umgangs mit Menschen mit Behinderungen bauen? Dieser Frage geht der Band nach, indem deutsche, aber auch englische, amerikanische und kanadisch-kenianische Autoren in deutscher und englischer Sprache aus neutestamentlicher Perspektive Jesus als Heiler und als Baum des Lebens in den Blick nehmen. Sodann entwickeln sie fundamentaltheologische, dogmatische, ethische, praktisch-theologische und medizinethische Überlegungen zu Jesus dem Heiler in Deutschland, in Europa und in Afrika.

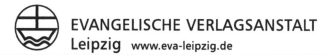

**EVANGELISCHE VERLAGSANSTALT
Leipzig** www.eva-leipzig.de

Tel +49 (0) 341/ 7 11 41 -44   shop@eva-leipzig.de